# 黄帝内经

刘从明 主编

## 一看就懂

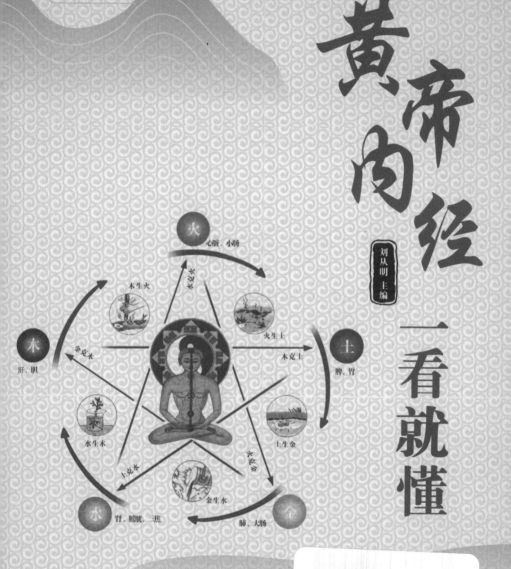

火
心脏、小肠

木生火　火克水　火生土

木
肝、胆　金克木　　　木克土　　土
　　　　　　　　　　　　　脾、胃

水生木　　　　　　　　土生金

土克水　水克火　金生水

水
肾、膀胱、三焦　　　金
　　　　　　　　　　肺、大肠

U0200820

华龄出版社
HUALING PRESS

责任编辑：郑建军

责任印制：李未圻

图书在版编目（CIP）数据

　　黄帝内经一看就懂 / 刘从明主编. -- 北京 : 华龄
出版社, 2020.12

　　ISBN 978-7-5169-1856-2

　　Ⅰ.①黄… Ⅱ.①刘… Ⅲ.①《内经》－通俗读物
Ⅳ.①R221-49

　　中国版本图书馆CIP数据核字(2021)第002132号

书　　　名：黄帝内经一看就懂
作　　　者：刘从明

出版发行：华龄出版社
地　　　址：北京市东城区安定门外大街甲57号　　邮　　编：100011
电　　　话：010-58122255　　　　　　　　　　传　　真：010-84049572
网　　　址：http://www.hualingpress.com

印　　　刷：水印书香（唐山）印刷有限公司
版　　　次：2021年9月第1版　　　　2021年9月第1次印刷
开　　　本：710mm×1000mm　　1/16　　　　印　　张：14
字　　　数：200千字
定　　　价：69.00元

# 前　言

　　《黄帝内经》是我国现存最早的一部医学理论典籍，是中国人养心、养性、养生的千年圣典，也是一部蕴含中国生命哲学源头的大百科全书。分为《素问》和《灵枢》两部分。《素问》重点论述了脏腑、经络、病因、病机、病症、诊法、治疗原则以及针灸等内容。《灵枢》是《素问》不可分割的姊妹篇，内容与之大体相同。除了论述脏腑功能、病因、病机之外，还重点阐述了经络腧穴、针具、刺法及治疗原则等。

　　《黄帝内经》基本精神及主要内容包括：整体观念、阴阳五行、藏象经络、病因病机、诊法治则、预防养生和运气学说等。"整体观念"强调人体本身与自然界是一个整体，同时人体结构和各个部分都是彼此联系的。"阴阳五行"是用来说明事物之间对立统一关系的理论。"藏象经络"是以研究人体五脏六腑、十二经脉、奇经八脉等生理功能、病理变化及相互关系为主要内容的。"病因病机"阐述了各种致病因素作用于人体后是否发病以及疾病发生和变化的内在机理。"诊法治则"是中医认识和治疗疾病的基本原则。"预防养生"系统地阐述了中医的养生学说，是养生防病经验的重要总结。"运气学说"研究自然界气候对人体生理、病理的影响，并以此为依据，指导人们趋利避害。

　　为了让读者能直接而快捷地领悟《黄帝内经》中所蕴藏的精髓和玄妙，本书将深奥理论用通俗的语言和简洁的图表进行阐释，使抽象概念形象化，深奥理论通俗化，复杂问题具体化。通过一张张生动的插图、图解和表格，精彩解读了"阴阳五行学说""脉象学说""藏象学说""经络学说""病因学说""病机学说""运气学说"等，并从饮食、起居、劳逸、寒温、六淫、七情、五志、四时气候、地理环境、水土风雨等各个方面，阐释了原书中看似艰深的哲学和中医原理，变成人人都能触摸践行的日常生活。

在本书的写作过程中参阅和吸取了国内外同行的研究成果，对在本书稿中所引用的文献资料的作者，在此表示深深的感谢。由于篇幅所限，有些研究成果的出处未能详尽列举，敬请见谅。再则，由于作者水平有限，错误和不足之处在所难免，凡有不准确、不全面之处，敬请专家学者指正。

编者

# 目　录

## 素　问

## 疏五过论篇：面面俱到治病最合理…116

# 灵 枢

## 九针十二原：针刺的一般规律…121

## 寿夭刚柔：寿命与体质…132

本神："神"是人体的根本...139

终始：两处脉象的诊察...143

经脉：主要经脉的介绍...155

## 营卫生会：营卫与气血…186

## 师传：问诊的技巧…192

## 决气：六气的功能…198

## 五阅五使：五官与五脏的关系…200

## 阴阳系日月：人体的阴阳之分…203

## 五变：五种特殊的病变…207

## 五味：食物的五味…212

# 素问

《素问》以人与自然统一观、阴阳学说、五行说、脏腑经络学为主线，论述摄生、脏腑、经络、病因、病机、治则、药物以及养生防病等各方面的关系，集医理、医论、医方于一体，是中医界公认的中医源头。

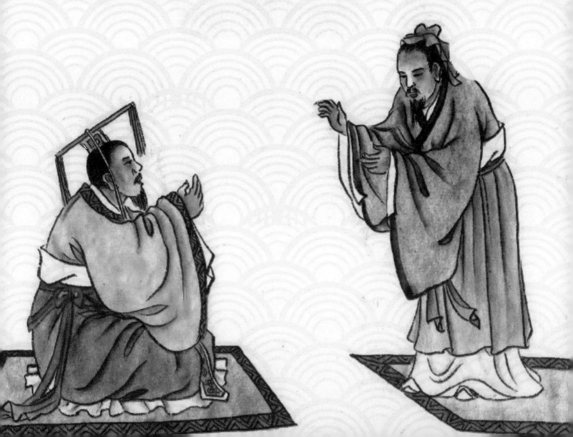

# 上古天真论篇：长寿者养生秘诀

●导读

本篇主要以黄帝和岐伯的对话，分析了人类寿命长短的原因，详细地向我们讲述了养生的依据——男女的生长规律，并向我们介绍了养生的四种境界。

▶原文

昔在黄帝，生而神灵，弱而能言，幼而徇齐，长而敦敏，成而登天。

▶译文

从前的黄帝，生来十分聪明，很小的时候就善于言谈，幼年时对周围事物领会得很快，长大之后，既敦厚又勤勉，及至成年之时，登上了天子之位。

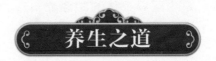

养生之道

▶原文

乃问于天师①曰：余闻上古之人，春秋皆度百岁，而动作不衰；今时之人，年半百而动作皆衰者，时世异耶？人将失之耶？

岐伯对曰：上古之人，其知道者，法于阴阳，和于术数②，食饮有节，起居有常，不妄作劳，故能形与神俱，而尽终其天年，度百岁乃去。

今时之人不然也，以酒为浆，以妄为常，醉以入房，以欲竭其精，以耗散其真，不知持满，不时御神，务快其心，逆于生乐，起居无节，故半百而衰也。

夫上古圣人之教下也，皆谓之虚邪贼风，避之有时，恬淡虚无③，真气从之，精神内守，病安从来。

是以志闲而少欲，心安而不惧，形劳而不倦，气从以顺，各从其欲，皆得所愿。

故美其食，任其服，乐其俗，高下不相慕，其民故曰朴。

是以嗜欲不能劳其目，淫邪不能惑其心，愚智贤不肖，不惧于物，故合于道。

所以能年皆度百岁而动作不衰者，以其德全不危也。

▶译文

黄帝向岐伯问道：我听说上古时候的人，年龄都能超过百岁，动作不显衰老；现在的人，年龄刚至半百，而动作就都衰弱无力了，这是由于时代不同所造成的呢，还是因为今天的人们不会养生所造成的呢？

岐伯回答说：上古时代的人，那些懂得养生之道的，能够取法于天地阴阳自然变化之理而加以适应，调和养生的办法，使之达到正确的标准。饮食有所节制，作息有一定规律，既不妄事操劳，又避免过度的房事，所以能够形神俱旺，协调统一，活到天赋的自然年龄，超过百岁才离开人世。

现在的人就不是这样了，把酒当水浆，滥饮无度，使反常的生活成为习惯，醉酒行房，因恣情纵欲，而使阴精竭绝，因满足嗜好而使真气耗散，不知谨慎地保持精气的充满，不善于统驭精神，而专求心志的一时之快，违逆人生乐趣，起居作息，毫无规律，所以到半百之年就衰老了。

古代深懂养生之道的人在教导普通人的时候，总要讲到对虚邪贼风等致病因素，应及时避开，心情要清净安闲，排除杂念妄想，以使真气顺畅，精神守持于内，这样，疾病就无从发生。

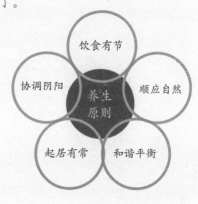

因此，人们就可以心志安闲，少有欲望，情绪安定而没有焦虑，形体劳作而不使疲倦，真气因而调顺，各人都能随其所欲而满足自己的愿望。

人们无论吃什么食物都觉得甘美，随便穿什么衣服也都感到满意，大家喜爱自己的风俗习尚，愉快地生活，社会地位无论高低，都不相倾慕，所以这些人称得上朴实无华。

因而任何不正当的嗜欲都不会引起他们注目，任何淫乱邪僻的事物也都不能惑乱他们的心志。无论愚笨的、聪明的，能力大的还是能力小的，都不因外界事物的变化而动心焦虑，所以符合养生之道。

他们之所以能够年龄超过百岁而动作不显得衰老，正是由于领会和掌握了修身养性的方法而身体不被内外邪气干扰危害所致。

▶注释

　　①天师：黄帝对岐伯的尊称。是我国远古时代最富有声望的医学家。

　　②和于术数：指用合适的养生方法来调和身体。

　　③恬淡虚无：恬淡，指清闲安静；虚无，指心无杂念。恬淡虚无，指内心清闲安静而没有任何杂念。

**生命的历程**

▶原文

　　帝曰：人年老而无子者，材力尽邪？将天数然也？

　　岐伯曰：女子七岁，肾气盛，齿更发长。二七，而天癸至，任脉通，太冲脉盛，月事以时下，故有子。三七，肾气平均，故真牙生而长极。四七，筋骨坚，发长极，身体盛壮。五七，阳明脉衰，面始焦，发始堕。六七，三阳脉衰于上，面皆焦，发始白。七七，任脉虚，太冲脉衰少，天癸①竭，地道不通，故形坏而无子也。

　　丈夫八岁，肾气实，发长齿更。二八，肾气盛，天癸至，精气溢泻，阴阳和，故能有子。三八，肾气平均，筋骨劲强，故真牙生而长极。四八，筋骨隆盛，肌肉满壮。五八，肾气衰，发堕齿槁。六八，阳气衰竭于上，面焦，发鬓斑白。七八，肝气衰，筋不能动，天癸竭，精少，肾脏衰，形体皆极。八八，则齿发去。肾者主水，受五脏六腑之精而藏之，故五脏盛，乃能泻。今五脏皆衰，筋骨解堕，天癸尽矣，故发鬓白，身体重，行步不正，而无子耳。

　　帝曰：有其年已老，而有子者，何也？

　　岐伯曰：此其天寿过度，气脉常通，而肾气有余也。此虽有子，男子不过尽八八，女子不过尽七七，而天地之精气皆竭矣。

▶译文

　　黄帝说：人年老的时候，不能生育子女，是由于精力衰竭了呢，还是受自然规律的限定呢？

　　岐伯说：女子到了七岁，肾气旺盛了起来，乳齿更换，头发开始茂盛。十四岁时，对生殖功能有促进作用的物质——"天癸"产生，使任脉通畅，太冲脉旺盛，月经按时来潮，具备了生育子女的能力。二十一岁时，肾气发育平衡，智齿生长，生长发育达到顶点。二十八岁时，筋骨强健有力，头发的生长达到最茂盛的阶段，此时身体最为强壮。三十五岁时，阳明经脉气血渐衰弱，面部开始憔悴，头发也开始脱落。四十二岁时，三阳经脉气血衰弱，面部憔悴无华，头发开始变白。四十九岁时，任脉气血虚弱，太冲脉的气血也衰少了，"天癸"枯竭，月经断绝，所以形体衰老，失去了生育能力。

男子到了八岁，肾气充实起来，头发开始茂盛，乳齿也更换了。十六岁时，肾气旺盛，"天癸"产生，精气满溢而能外泄，两性交合，就能生育子女。二十四岁时，肾气充满，筋骨强健有力，真牙生长，牙齿长全。三十二岁时，筋骨丰隆盛实，肌肉亦丰满健壮。四十岁时，肾气衰退，头发开始脱落，牙齿开始枯槁。四十八岁时，上部阳气逐渐衰竭，面部憔悴无华，头发和两鬓花白。五十六岁时，肝气衰弱，筋的活动不能灵活自如。六十四岁时，"天癸"枯竭，精气少，肾脏衰，牙齿头发脱落，形体衰疲。肾主水，接受五脏六腑的精气而贮藏起来，精气的来源除与生俱来的"先天之精"外，还需其他脏腑"后天之精"的补充营养，所以五脏的精气充盛，肾脏的精气才能盈满溢泄。现在到了老年，五脏的精气都衰败了，筋骨得不到精气的濡养而出现松弛乏力，"天癸"尽竭，因此会鬓发斑白，身体沉重，步态不稳，也就不能再生儿育女了。

黄帝说：有的人年纪已老，仍能生育，是什么道理呢？

岐伯说：这是他天赋的精力超过常人，气血经脉保持畅通，肾气有余的缘故。这种人虽有生育能力，但男子一般不超过六十四岁，女子一般不超过四十九岁，精气变枯竭了。

肾气 → 天癸 → 冲脉 → 男子 → 精溢长胡须能有子性欲
　　　　　　　 任脉 → 女子 → 月事以时下能有子性欲

▶注释

①天癸：肾中精气充盈到一定程度时产生的具有促进人体生殖器官成熟，并维持生殖功能的物质。"天"是言其来源于先天，"癸"是言其本质属天干中的癸水，有阳中之阴的意思。

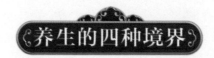

**养生的四种境界**

▶原文

帝曰：夫道者年皆百岁，能有子乎？

岐伯曰：夫道者能却老而全形，身年虽寿，能生子也。

黄帝曰：余闻上古有真人者，提挈天地，把握阴阳，呼吸精气，独立守神，肌肉若一，故能寿敝天地，无有终时，此其道生。

中古之时，有至人者，淳德全道，和于阴阳，调于四时，去世离俗，积精全神，游行天地之间，视听八远之外，此盖益其寿命而强者也，亦归于真人。

其次有圣人者，处天地之和，从八风之理，适嗜欲于世俗之间，无恚嗔之心，行不欲离于世，被服章，举不欲观于俗，外不劳形于事，内无思想之患，以恬愉为务，以自得为功，形体不敝，精神不散，亦可以百数。

其次有贤人者，法则天地，像似日月，辨列星辰，逆从阴阳，分别四时，将从上古合同于道，亦可使益寿而有极时。

▶译文

黄帝说：掌握养生之道的人，年龄都可以达到一百岁左右，还能生育吗？

岐伯说：掌握养生之道的人，能防止衰老而保持形体，虽然年高，也能生育子女。

黄帝说：我听说上古时代有称为"真人"的人，掌握了天地阴阳变化的规律，能够调节呼吸，吸收精纯的清气，超然独处，令精神守持于内，锻炼身体，使筋骨肌肉与整个身体达到高度的协调，所以他的寿命同于天地而没有终了的时候，这是他修道养生的结果。

中古的时候，有称为"至人"的人，具有醇厚的道德，能全面地掌握养生之道，和调于阴阳四时的变化，离开世俗社会生活的干扰，积蓄精气，集中精神，使其远驰于广阔的天地自然之中，让视觉和听觉的注意力守持于八方之外，这是他延长寿命和强健身体的方法，这种人也可以归属真人的行列。

其次有称为"圣人"的人，能够安处于天地自然的正常环境之中，顺从八风的活动规律，使自己的嗜欲同世俗社会相应，没有恼怒怨恨之情，行为不离开世俗的一般准则，穿着装饰普通纹彩的衣服，举动也没有炫耀于世俗的地方，在外，他不使形体因为事物而劳累；在内，没有任何思想负担，以安静、愉快为目的，以悠然自得为满足，所以他的形体不衰惫，精神不耗散，寿命也可达到百岁左右。

其次有称为"贤人"的人，能够依据天地的变化、日月的升降、星辰的位置，以顺从阴阳的消长和适应四时的变迁，追随上古真人，使生活符合养生之道，这样的人也能增益寿命，但有终结的时候。

| 养生的四种境界 | |
|---|---|
| 真人 | 掌握了养生之道，寿命同天地一样长久。只有极少数人能达到这种境界。 |
| 至人 | 懂得养生之道，可延长寿命，保持形体不衰。能达到这种境界的人也极少。传说颛顼的玄孙彭祖历经唐、虞、夏、商等朝代，活了八百多岁，为至人。 |
| 圣人 | 能够顺应自然，不为外界所劳累，没有过多的思虑，寿命可以达到一百多岁。只有少数人能真正遵循养生之道，所以达到这种境界的人也不多。 |
| 贤人 | 善于养生，可以根据阴阳变化调养身体，可以增益寿命，但却有一定的限度。只要遵循养生之道，许多人都可以达到这种境界。 |

# 四气调神大论篇：四季养生法

**●导读**

本篇主要从自然变化规律的角度论述了春、夏、秋、冬四季的养生之道，以及违背自然规律所产生的后果。自然界的阴阳变化导致了万物春生、夏长、秋收、冬藏的变化规律，人类养生也要以这一规律为依据。

## 四季养生规律

**▶原文**

春三月，此为发陈①。天地俱生，万物以荣，夜卧早起，广步于庭，被发缓形，以使志生，生而勿杀，予而勿夺，赏而勿罚，此春气之应，养生之道也；逆之则伤肝，夏为寒变，奉长者少。

夏三月，此为蕃秀②。天地气交，万物华实，夜卧早起，无厌于日，使志勿怒，使华英成秀，使气得泄，若所爱在外，此夏气之应，养长之道也；逆之则伤心，秋为痎疟，奉收者少，冬至重病。

秋三月，此谓容平③。天气以急，地气以明，早卧早起，与鸡俱兴，使志安宁，以缓秋刑，收敛神气，使秋气平，无外其志，使肺气清，此秋气之应，养收之道也；逆之则伤肺，冬为飧泄，奉藏者少。

冬三月，此为闭藏。水冰地坼，勿扰乎阳，早卧晚起，必待日光，使志若伏若匿，若有私意，若已有得，去寒就温，无泄皮肤，使气极夺，此冬气之应，养藏之道也；逆之则伤肾，春为痿厥，奉生者少。

**▶译文**

春季的三个月，是万物复苏的季节，自然界生机勃发，故称其为发陈。天地自然，都富有生气，万物显得欣欣向荣。此时，人们应该入夜即睡眠，早些起身，披散开头发，解开衣带，使形体舒缓，放宽步子，在庭院中漫步，使精神愉快，胸怀开畅，保持万物的生机。不要滥行杀伐，多施与，少敛夺，多奖励，少惩罚，这是适应春季的时令，保养生发之气的方法。如果违逆了春生之气，便会损伤肝脏，使提供给夏长之气的条件不足，到夏季就会发生寒性病变。

夏季的三个月，谓之蕃秀，是自然界万物繁茂秀美的时令。此时，天气下降，地气上腾，天地之气相交，植物开花结实，长势旺盛，人们应该在夜晚睡眠，早早起身，不要厌恶长日，情志应保持愉快，切勿发怒，要使精神之英华适应夏气以成其秀美，使气机宣畅，通泄自如，精神外向，对外界事物有浓厚的兴趣。这是适应夏季的气候，保护长养之气的方法。如果违逆了夏长之气，就会损伤心脏，使提供给秋收之主的条件不足，到秋天容易发生疟疾，冬天再次发生疾病。

秋季的三个月，谓之容平，自然界景象因万物成熟而平定收敛。此时，天高风急，地气清肃，人应早睡早起，和鸡的活动时间相仿，以保持神志的安宁，减缓秋季肃杀之气对人体的影响；收敛神气，以适应秋季容平的特征，不使神思外驰，以保持肺气的清肃功能，这就是适应秋令的特点而保养人体收敛之气的方法。若违逆了秋收之气，就会伤及肺脏，使提供给冬藏之气的条件不足，就会出现阳虚腹泻的病症。

冬天的三个月，谓之闭藏，是生机潜伏，万物蛰藏的时令。当此时节，水寒成冰，大地龟裂，人应该早睡晚起，待到日光照耀时起床才好，不要轻易地扰动阳气，妄事操劳，要使神志深藏于内，安静自若，好像有个人的隐秘，严守而不外泄，又像得到渴望得到的东西，把它密藏起来一样；要守避寒冷，求取温暖，不要使皮肤开泄而令阳气不断地损失，这是适应冬季的气候而保养人体闭藏机能的方法。违逆了冬令的闭藏之气，就要损伤肾脏，使提供给春生之气的条件不足，春天便会出现痿厥一类的疾病。

▶注释

①发陈：指二十四节气自立春开始的三个月，为一年之始。就是利用春阳发泄之机，退除冬蓄之故旧。

②蕃秀：蕃，繁茂。万物繁衍秀美，茂盛华秀的景象。

③容平：万物之容，至此平定。

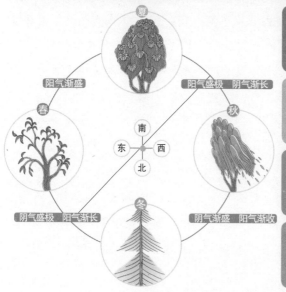

四季养生

《内经》认为，天地是按照阴阳消长的规律运转不息的，我们养生也必须按照这个规律适时调节。违反了这一规律，必将导致体内的阴阳失调，使身体发病。

**春季**
万物发陈，人气在肝。养生要晚睡早起，起床后要散步，呼吸新鲜空气，穿着要宽松。

**夏季**
万物生机勃勃的季节，人气在心。养生要晚睡早起，保持心情舒畅。

**秋季**
阳气渐收，人气在肺。养生要早睡早起，收敛精神而不使其外散，并且要适时进补，以免遭到阴气的伤伐。

**冬季**
万物潜藏，人气在肾。养生要早睡晚起，远离寒冷的刺激，注意保暖。

# 阴阳之道与养生

▶**原文**

天气清净，光明者也，藏德不止，故不下也。天明则日月不明，邪害空窍。阳气者闭塞，地气者冒明，云雾不精，则上应白露不下。交通不表，万物命故不施，不施则名木多死。恶气不发，风雨不节，白露不下，则菀不荣。贼风①数至，暴雨数起，天地四时不相保，与道相失，则未央绝灭。唯圣人从之，故身无奇病，万物不失，生气不竭。逆春气则少阳不生，肝气内变。逆夏气则太阳不长，心气内洞。逆秋气则太阴不收，肺气焦满。逆冬气则少阴不藏，肾气独沉。夫四时阴阳者，万物之根本也。所以圣人春夏养阳，秋冬养阴，以从其根；故与万物沉浮于生长之门。逆其根则伐其本，坏其真矣。

故阴阳四时者，万物之终始也，生死之本也；逆之则灾害生，从之则苛疾不起，是谓得道。道者，圣人行之，愚者佩之。从阴阳则生，逆之则死；从之则治，逆之则乱。反顺为逆，是谓内格②。

是故圣人不治已病，治未病；不治已乱，治未乱，此之谓也。夫病已成而后药之，乱已成而后治之，譬犹渴而穿井，斗而铸锥，不亦晚乎？

▶译文

　　天气，是清净光明的，蕴藏其德，运行不止，由于天不暴露自己的光明德泽，所以永远保持它内蕴的力量而不会下泄。如果天气阴霾晦暗，就会出现日月昏暗，阴霾邪气侵害山川，阳气闭塞不通，大地昏蒙不明，云雾弥漫，日色无光，相应的雨露不能下降。天地之气不交，万物的生命就不能绵延。生命不能绵延，自然界高大的树木也会死亡。恶劣的气候发作，风雨无时，雨露当降而不降，草木不得滋润，生机郁塞，茂盛的禾苗也会枯槁不荣。贼风频频而至，暴雨不时而作，天地四时的变化失去了秩序，违背了正常的规律，致使万物的生命未及一半就夭折了。只有圣人能适应自然变化，注重养生之道，所以身无大病，因不背离自然万物的发展规律，而生机不会竭绝。违反了春生之气，少阳就不会生发，以致肝气内郁而发生病变。违反了夏长之气，太阳就不能盛长，以致心气内虚。违反了秋收之气，太阴就不能收敛，以致肺热叶焦而胀满。违背了冬季的冬藏之令，则少阴之气不能潜藏，肾气下泻成病。

　　四时阴阳的变化，是万物生命的根本，所以圣人在春夏季节保养阳气以适应生长的需要，在秋冬季节保养阴气以适应收藏的需要，顺从了生命发展的根本规律，就能与万物一样，在生、长、收、藏的生命过程中运动发展。如果违逆了这个规律，就会伤伐生命力，破坏真元之气。违背这个根本，就会灾害丛生，顺从它便不会产生疾病，也就是掌握了养生之道。对于养生之道，圣人遵循它，愚昧的人则违背它。顺从阴阳之道能够健康长寿，违背了它就会生病甚至死亡，顺从它就正常，违背它则必然导致混乱。经常违逆四时阴阳变化的规律，致使体内阴阳之气紊乱，就会使机体与外界环境不相适应而产生"内格"之病。

　　所以圣人不等病已经发生再去治疗，而是治疗在疾病发生之前，如同不等到乱事已经发生再去治理，而是治理在它发生之前。如果疾病已发生，然后再去治疗，乱子已经形成，然后再去治理，那就如同临渴而掘井，战乱发生了再去制造兵器，那不是太晚了吗？

▶注释

　　①贼风：又称为虚邪贼风，也可称之为虚风。泛指自然界不正常的气候。

　　②内格：内部格斗，即体内阴阳之气相斗，说明疾病已经很严重。

**阴阳应象大论篇：阴阳五行与疾病诊治**

●导读

本篇讲述了阴阳的特性和相互作用，并从阴阳对立统一的角度，讲述了阴阳变化对人的影响，以及如何用阴阳学说来解释疾病。所以，无论是对疾病的治疗还是养生，都应以调和阴阳为原则。

## 阴阳的相互作用是自然界的一般规律

▶原文

黄帝曰：阴阳者，天地之道也，万物之纲纪，变化之父母，生杀①之本始，神明②之府也。治病必求于本。

故积阳为天，积阴为地。阴静阳躁，阳生阴长，阳杀阴藏，阳化气，阴成形。寒极生热，热极生寒，寒气生浊，热气生清。清气在下，则生飧泄；浊气在上，则生䐜胀。此阴阳反作，病之逆从也。

故清阳为天，浊阴为地；地气上为云，天气下为雨；雨出地气，云出天气。故清阳出上窍，浊阴出下窍；清阳发腠理，浊阴走五脏；清阳实四肢，浊阴归六腑。

水为阴，火为阳；阳为气，阴为味。味归形，形归气，气归精，精归化，精食气，形食味，化生精，气生形。味伤形，气伤精；精化为气，气伤于味。

阴味出下窍；阳气出上窍。味厚者为阴，薄为阴之阳。气厚者为阳，薄为阳之阴。味厚则泄，薄则通。气薄则发泄，厚则发热。壮火之气衰，少火之气壮。壮火食气，气食少火。壮火散气，少火生气。气味，辛甘发散为阳，酸苦涌泄为阴。

阴盛则阳病，阳胜则阴病。阳胜则热，阴盛则寒。重寒则热，重热则寒。寒伤形，热伤气。气伤痛，形伤肿。故先痛而后肿者，气伤形也，先肿而后痛者，形伤气也。风胜则动，热胜则肿，燥胜则干，寒胜则浮，湿胜则濡泄。

天有四时五行，以生长收藏，以生寒暑燥湿风。人有五脏化五气，以生喜怒悲忧恐。

故喜怒伤气，寒暑伤形。暴怒伤阴，暴喜伤阳。厥气上行，满脉去形。喜怒不节，寒暑过度，生乃不固。故重阴必阳，重阳必阴。故曰：冬伤于寒，春必温病；春伤于风，夏生飧泄；夏伤于暑，秋必痎疟；秋伤于湿，冬生咳嗽。

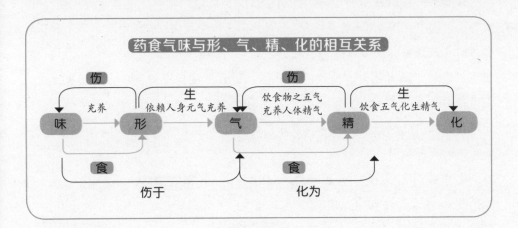

药食气味与形、气、精、化的相互关系

▶译文

黄帝说：阴阳，是自然界的一般规律，是万事万物的纲领，是事物变化的起源，也是新生与消亡的根本，自然界的无穷奥秘都在其中，所以诊断和治疗疾病也务必求之于阴阳这一根本。

拿自然界变化来比喻，清阳之气聚于上，而成为天，浊阴之气积于下，而成为地。阴是比较静止的，阳是比较躁动的；阳主生成，阴主成长；阳主肃杀，阴主收藏。阳能化生力量，阴能构成形体。寒到极点会生热，热到极点会生寒；寒气能产生浊阴，热气能产生清阳；清阳之气居下而不升，就会发生泄泻之病。浊阴之气居上而不降，就会发生胀满之病。这就是阴阳的正常和反常变化，因此疾病也就有逆证和顺证的分别。

所以大自然的清阳之气上升为天，浊阴之气下降为地。地气蒸发上升为云，天气凝聚下降为雨；雨是地气上升之云转变而成的，云是由天气蒸发水气而成的。人体的变化也是这样，清阳之气出于上窍，浊阴之气出于下窍；清阳发泄于腠理，浊阴内注于五脏；清阳充实于四肢，浊阴内走于六腑。

水的性质属阴，火的性质属阳。人体的功能属阳，饮食物属阴。饮食物可以滋养形体，而形体的生成又须赖气化的功能，功能是由精所产生的，就是精可以化生功能。而精又是由气化而产生的，所以形体的滋养全靠饮食物，饮食物经过生化作用而产生精，再经过气化作用滋养形体。如果饮食不节，反能损伤形体，机能活动太过，亦可以使经气耗伤，精可以产生功能，但功能也可以因为饮食不节而受损伤。

味属于阴，所以趋向下窍，气属于阳，所以趋向上窍。味厚的属纯阴，味薄的属于阴中之阳；气厚的属纯阳，气薄的属于阳中之阴。味厚的有泄下的作用，味薄的有疏通的作用；气薄的能向外发泄，气厚的能助阳生热。阳气太过，能使元气衰弱，阳气正常，能使元气旺盛，因为过度亢奋的阳气，会损害元气，而元气却依赖正常的阳气，所以过度亢盛的阳气，能耗散元气，正常的阳气，能增强元气。气味辛甘，具有发散作用的药物属阳；气味酸苦，具有涌吐、泻下作用的药物属阴。

人体的阴阳是相对平衡的，阴气偏盛则伤阳气，阳气偏盛则伤及阴精。阳气偏盛，患者表现出发热；阴气偏盛，患者表现出畏寒。如果寒到极点则出现热的表现，

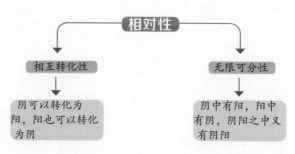

热到极点又会出现寒的表现。寒邪伤人形体，热邪伤人气分；气分受伤则使人感到疼痛，形体受伤则引起肿胀。疾病先出现痛而后出现肿，是先伤于气而后涉及形；先肿而后痛的，是先伤于形而后及于气。风邪偏盛就会引起头晕目眩、肢体痉挛，热邪偏盛就出现痈肿，燥邪偏盛就出现干枯少津的病证，寒邪偏盛可以导致浮肿，湿邪偏盛就出现泄泻。

大自然的变化，有春、夏、秋、冬四时的交替，有木、火、土、金、水五行的变化，因此，产生了寒、暑、燥、湿、风的气候，它影响了自然界的万物，形成了生、长、化收、藏的规律。人有肝、心、脾、肺、肾五脏，五脏之气化生五志，产生了喜、怒、悲、忧、恐五种不同的情志活动。喜怒等情志变化，可以伤气，寒暑外侵，可以伤形。突然大怒，会损伤阴气，突然大喜，会损伤阳气。气逆上行，充满经脉，则神气浮越，离去形体了。所以喜怒不加以节制，

寒暑不善于调适，生命就不能牢固。阴极可以转化为阳，阳极可以转化为阴。所以冬季受了寒气的伤害，春天就容易发生温病；春天受了风气的伤害，夏季就容易发生大便泄泻清稀、完谷不化、肠鸣腹痛；夏季受了暑气的伤害，秋天就容易发生疟疾；秋季受了湿气的伤害，冬天就容易发生咳嗽。

▶注释

①生杀：指萌生凋落、昭苏伏蛰、阴阳消长等自然规律。

②神明：玄奥，神秘。

## 四时阴阳对人体的影响

▶原文

帝曰：余闻上古圣人，论理人形，列别脏腑，端络经脉，会通六合①，各从其经，气穴所发，各有处名，谿谷属骨，皆有所起。分部逆从，各有条理。四时阴阳，尽有经纪。外内之应，皆有表里，其信然乎。

岐伯对曰：东方生风，风生木，木生酸，酸生肝，肝生筋，筋生心，肝主目。其在天为玄②，在人为道，在地为化。化生五味，道生智，玄生神，神在天为风，在地为木，在体为筋，在脏为肝。在色为苍，在音为角，在声为呼，在变动为握，在窍为目，在味为酸，在志为怒。怒伤肝，悲胜怒，风伤筋，燥胜风，酸伤筋，辛胜酸。

南方生热，热生火，火生苦，苦生心，心生血，血生脾，心主舌。其在天为热，在地为火，在体为脉，在脏为心，在色为赤，在音为徵，在声为笑，在变动为忧，在窍为舌，在味为苦，在志为喜。喜伤心，恐胜喜，热伤气，寒胜热，苦伤气，咸胜苦。

中央生湿，湿生土，土生甘，甘生脾，脾生肉，肉生肺，脾主口。其在天为湿，在地为土，在体为肉，在脏为脾，在色为黄，在音为宫，在声为歌，在变动为哕，在窍为口，在味为甘，在志为思。思伤脾，怒胜思，湿伤肉，风胜湿，甘伤肉，酸胜甘。

西方生燥，燥生金，金生辛，辛生肺，肺生皮毛，皮毛在肾，肺主鼻。其在天为燥，在地为金，在体为皮毛，在脏为肺，在色为白，在音为商，在声为哭，在变动为咳，在窍为鼻，在味为辛，在志为忧。忧伤肺，喜胜忧，热伤皮毛，寒胜热，辛伤皮毛，苦胜辛。

北方生寒，寒生水，水生咸，咸生肾，肾生骨髓，髓生肝，肾主耳。其在天为寒，在地为水，在体为骨，在脏为肾，在色为黑，在音为羽，在声为呻，在变动为栗，在窍为耳，在味为咸，在志为恐。恐伤肾，思胜恐，寒伤血，燥胜寒，咸伤血，甘胜咸。

故曰：天地者，万物之上下也；阴阳者，血气之男女也；左右者，阴阳之道路也；水火者，阴阳之征兆也；阴阳者，万物之能始也。

故曰：阴在内，阳之守也，阳在外，阴之使也。

▶译文

黄帝道：我听说上古时代的圣人，讲求人体的形态，分辨内在的脏腑，了解经脉的分布，交会、贯通有六合，各依其经之循行路线，气穴之处，各有名称；肌肉空隙以及关节，各有其起点；分属部位的或逆或顺，各有条理；与天之四时阴阳，都有经纬纪纲；外面的环境与人体内部相关联，都有表有里。这些说法都正确吗？

岐伯回答说：东方应春，阳生而日暖风和，草木生发，木气能生酸味，酸味能滋养肝气，肝气又能滋养于筋，筋膜柔和则又能生养于心，肝气关联于目。它在自然界是深远微妙而无穷的，在人能够知道自然界变化的道理，在地为生化万物。大地有生化，所以能产生一切生物；人能知道自然界变化的道理，就能产生一切智慧；宇宙间的深远微妙，是变幻莫测的。变化在天空中为风气，在地面上为木气，在人体为筋，在五脏为肝，在五色为苍，在五音为角，在五声为呼，在病变的表现为握，在七窍为目，在五味为酸，在情志的变动为怒。怒气能伤肝，悲能够抑制怒；风气能伤筋，燥能够抑制风；过食酸味能伤筋，辛味能抑制酸味。

南方应夏，阳气盛而生热，热甚则生火，火气能产生苦味，苦味能滋长心气，心气能化生血气，血气充足，则又能生脾，心气关联于舌。它的变化在天为热气，在地为火气，在人体为血脉，在五脏为心，在五色为赤，在五音为徵，在五声为笑，在病变的表现为忧，在窍为舌，在五味为苦，在情志的变动为喜。喜能伤心，以恐惧抑制喜；热能伤气，以寒气抑制热；苦能伤气，咸味能抑制苦味。

阴阳的
消长

阴阳不是一成不变的，无论是阴还是阳，都是按照"始微—渐旺—旺盛—盛极—始衰—来复"这样一种模式不断地变化。当阳发展到极点必然会向阴的一面转化；同样，当阴发展到极点，也必然会向阳的一面转化。所以，养生必须善于调节自己的七情六欲，并根据寒暑变化调节自己的养生方式，以维持体内的阴阳调和。

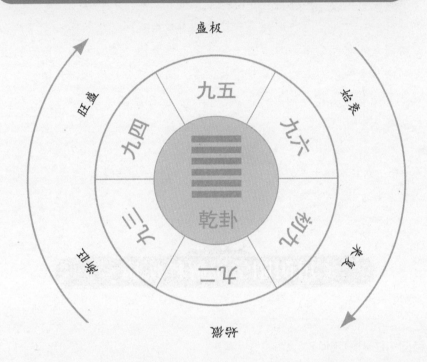

中央应长夏，长夏生湿，湿与土气相应，土气能产生甘味，甘味能滋养脾气，脾气能滋养肌肉，肌肉丰满，则又能养肺，脾气关联于口。它的变化在天为湿气，在地为土气，在人体为肌肉，在五脏为脾，在五色为黄，在五音为宫，在五声为歌，在病变的表现为呃逆，在窍为口，在五味为甘，在情志的变动为思。思虑伤脾，以怒气抑制思虑；湿气能伤肌肉，以风气抑制湿气；甘味能伤肌肉，酸味能抑制甘味。

西方应秋，秋而生燥，燥与金气相应，金能产生辛味，辛味能滋养肺气，肺气能滋养皮毛，皮毛润泽则又能养肾，肺气关联于鼻。它的变化在天为燥气，在地为金气，在人体为皮毛，在五脏为肺，在五色为白，在五音为商，在五声为哭，在病变的表现为咳，在窍为鼻，在五味为辛，在情志的变动为忧。忧能伤肺，以喜抑制忧；热能伤皮毛，寒能抑制热；辛味能伤皮毛，苦味能抑制辛味。

北方应冬，冬天生寒，寒气与水气相应，水气能产生咸味，咸味能滋养肾气，肾气能滋长骨髓，骨髓充实，则又能养肝，肾气关联于耳。它的变化在天为寒气，在地为水气，在人体为骨髓，在五脏为肾，在五色为黑，在五音为羽，在五声为呻，在病变的表现为战栗，在七窍为耳，在五味为咸，在情志的变动为恐。恐能伤肾，思能够抑制恐；寒能伤血，燥能够抑制寒；咸能伤血，甘味能抑制咸味。

所以说，天为阳，地为阴，万物便产生于天地之间；气属阳，血属阴，气与血是由阴与阳相互作用而生成的；左为阳，右为阴，左与右是阴阳运行的道路；火为阳，水为阴，水与火是阴阳的征象；阴阳是万物的起源。阴阳两者既相互对立，又相互为用，阴气静而藏于内，为阳气所镇守；阳气动而居于外，为阴气所役使。

▶注释

①六合：意指人体十二经别所成的"六对"的循行分布特点。

②玄：幽远。

# 用阴阳学说解释疾病

▶原文

帝曰：法阴阳奈何？

岐伯曰：阳盛则身热，腠理闭，喘粗为之俛抑，汗不出而热，齿干以烦冤闷，腹满，死，能冬不能夏。阴盛则身寒，汗出身长清，数栗而寒，寒则厥，厥则腹满，死，能夏不能冬。此阴阳更胜之变，病之形能也。

▶译文

黄帝道：阴阳的法则怎样运用于医学上呢？

岐伯说：如阳气太过，则身体发热，腠理紧闭，气粗喘促，呼吸困难，身体亦为之俯仰摆动，无汗发热，牙齿干燥，烦闷，如见腹部胀满，是死证，这是属于阳性之病，所以冬天尚能支持，夏天就不能耐受了。阴气盛则身发寒而汗多，或身体常觉冷而不时战栗发寒，甚至手足厥逆，如见手足厥逆而腹部胀满的，是死证，这是属于阴盛的病，所以夏天尚能支撑，冬天就不能耐受了。这就是阴阳互相胜负变化所表现的病态。

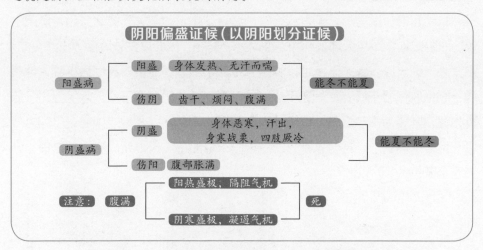

# 调和阴阳要顺应自然规律

▶**原文**

帝曰：调此二者，奈何？

岐伯曰：能知七损八益<sup>①</sup>，则二者可调，不知用此，则早衰之节也。年四十，而阴气自半也，起居衰矣。年五十，体重，耳目不聪明矣。年六十，阴痿，气大衰，九窍不利，下虚上实，涕泣俱出矣。

故曰：知之则强，不知则老，故同出而名异耳。智者察同，愚者察异，愚者不足，智者有余，有余而耳目聪明，身体强健，老者复壮，壮者益治。是以圣人为无为之事，乐恬憺之能，从欲快志于虚无之守，故寿命无穷，与天地终，此圣人之治身也。

天不足西北，故西北方阴也，而人右耳目不如左明也。地不满东南，故东南方阳也，而人左手足不如右强也。

帝曰：何以然？

岐伯曰：东方阳也，阳者其精并于上，并于上则上明而下虚，故使耳目聪明而手足不便。西方阴也，阴者其精并于下，并于下则下盛而上虚，故其耳目不聪明而手足便也。故俱感于邪，其在上则右甚，在下则左甚，此天地阴阳所不能全也，故邪居之。

故天有精，地有形，天有八纪②，地有五理③，故能为万物之父母。清阳上天，浊阴归地，是故天地之动静，神明为之纲纪，故能以生长收藏，终而复始。惟贤人上配天以养头，下象地以养足，中傍人事以养五脏。天地通于肺，地气通于嗌，风气通于肝，雷气通于心，谷气通于脾，雨气通于肾。六经为川，肠胃为海，九窍为水注之气。以天地为之阴阳，阳之汗以天地之雨名之；阳之气以天地之疾风名之。暴气象雷，逆气象阳。故治不法天之纪，不用地之理，则灾害至矣。

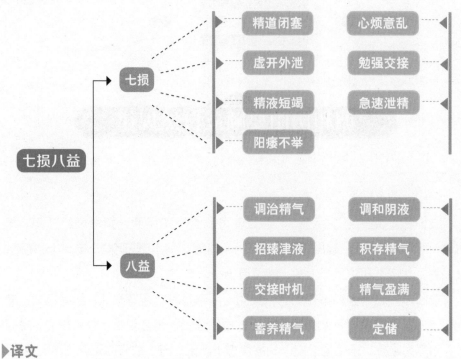

七损八益

七损：精道闭塞、虚开外泄、精液短竭、阳痿不举、心烦意乱、勉强交接、急速泄精

八益：调治精气、招臻津液、交接时机、蓄养精气、调和阴液、积存精气、精气盈满、定储

▶译文

黄帝道：那么应当如何调和阴阳呢？

岐伯说：如果懂得了七损八益的养生之道，则人身的阴阳就可以调摄，如其不懂得这些道理，就会发生早衰现象。一般的人，年到四十，阴气已经自然地衰减一半了，其起居动作，亦渐渐衰退；到了五十岁，身体觉得沉重，耳目也不够聪明了，到了六十岁，阴气痿弱，肾气大衰，九窍不能通利，出现下虚上实的现象，鼻涕眼泪常不自觉地流出来。

　　所以说：知道调摄的人身体就强健，不知道调摄的人身体就容易衰老；本来是同样的身体，结果却出现了强弱不同的两种情况。懂得养生之道的人，能够注意共有的健康本能；不懂得养生之道的人，只知道强弱异形。不善于调摄的人，常感不足，而重视调摄的人，就常能有余；有余则耳目聪明，身体轻强，即使已经年老，亦可以身体强壮，当然本来强壮的就更好了。所以圣人不做勉强的事情，不胡思乱想，有乐观愉快的旨趣，常使心旷神怡，保持着宁静的生活，所以能够长寿，尽享天年。这是圣人保养身体的方法。

　　西北方的阳热之气不足，而阴寒之气偏盛，所以属阴，而人的右边耳目也就不如左边的聪明。相反，东南方阴寒之气不足，而阳热之气偏盛，所以属阳，而人的左边手足也就不如右边的灵活。

　　黄帝道：这是什么道理？

　　岐伯说：东方是阳气升起的方位，属阳；人面南而坐，故左为阳，阳有上升的特性，所以人左侧的精气上盛下虚，耳目在上，手足在下，所以左侧耳目比右侧聪明。西方属阴位，故人身右侧为阴，阴有下降的特性，所以人右侧的精气下盛上虚；手足在下，耳目在上，故右侧手足较左侧的灵活。同样，人体的左右两侧，也有上下阴阳盛虚的区别。所以，邪气能够乘虚而入，停留在那里而成为疾病。

　　天有无形的精气而主生化，地有有形的物质而与天气相配合；天有立春、立夏、立秋、立冬、春分、夏至、秋分、冬至八节，地有东、南、西、北、中五方，所以天地阴阳相互交通形成万物。自然界的清阳之气上升于天，浊阴之气下降于地，所以天地的不断运动和相对静止，都是以阴阳为纲领的。因而能促使四时生、长、收、藏变化周而复始，永无穷尽。只有懂得这些道理的人，上顺天的清轻之气以养头，下顺地的浊阴之气以养足，中则效法人事以养五脏。自然界清气与肺相通，地气与咽喉相通，风气与肝相通，火气与心相通，水谷之气与脾相通，雨水之气与肾相通。人身中的三阴、三阳六经经脉如同河流；肠胃如同海洋，百川归海，水津之气灌注九窍。将天地阴阳来类比人体的阴阳，阳气发泄为汗如同自然界的雨水，阳气发散如同自然界的疾风；怒气暴发如同雷鸣；人的逆气上升像久晴不雨。因此，调养身体，如果不取法于自然规律，不懂得天有不同的节气，地有不同的地理，那么，疾病就要发生了。

▶注释

①七损八益：由于未有明确解释，导致后世有诸多猜测。比较有名的有阴阳纲纪说、阴阳术数说、四象说、房事说、炼丹说等。其中阴阳纲纪说：八益是指"阳胜"之身热、腠理闭、喘粗、俯仰、汗不出而热、齿干、烦冤、腹满等8种症状，七损是指"阴盛"之身寒、汗出、身常清、数栗、寒、厥、腹满等7种症状。

②八纪：就是指二分、二至、四立，也就是立春、春分、立夏、夏至、立秋、秋分、立冬和冬至，代表着一年中的二十四个节气。

③五理：就是指五行，即金、木、水、火、土。

# 疾病的阴阳与疗法

▶原文

故邪风①之至，疾如风雨，故善治者治皮毛，其次治肌肤，其次治筋脉，其次治六腑②，其次治五脏③。治五脏者，半死半生也。

故天之邪气感，则害人五脏；水谷之寒热感，则害于六腑；地之湿气感，则害皮肉筋脉。

故善用针者，从阴引阳，从阳引阴，以右治左，以左治右，以我知彼，以表知里，以观过与不及之理，见微得过，用之不殆。

善诊者，察色按脉，先别阴阳，审清浊而知部分；视喘息，听音声，而知所苦；观权衡规矩，而知病所主；按尺寸，观浮沉滑涩，而知病所生。以治无过，以诊则不失矣。

故曰：病之始起也，可刺而已；其盛，可待衰而已。故因其轻而扬之，因其重而减之，因其衰而彰之。形不足者，温之以气；精不足者，补之以味。其高者，因而越之；其下者，引而竭之；中满者，泻之于内。其有邪者，渍形以为汗；其在皮者，汗而发之；其栗悍者，按而收之，其实者，散而泻之。审其阴阳，以别柔刚。阳病治阴，阴病治阳。定其血气，各守其乡。血实宜决之，气虚宜掣引之。

▶译文

病邪侵犯人体，如同暴风骤雨一般迅速。善于治病的医生，于邪在皮毛的时候，就给予治疗；技术较差的，当病邪在肌肤时才治疗；更差一些的医生，在病邪深入六腑时才治疗；最差的医生，在病邪深入五脏时才治疗。一般来说，邪气所在部位越浅，越容易治疗，而当病邪深入五脏时再治疗，治愈的可能性就只有一半了。

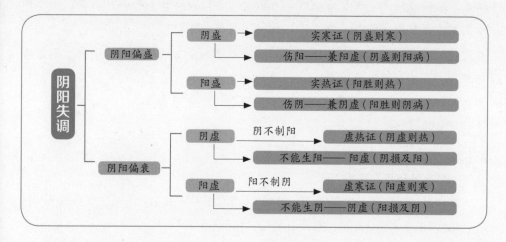

所以，自然界的风、暑、燥、寒、湿邪侵犯人体，易伤及五脏；饮食寒热调配不适当，则易伤害六腑；居住和工作环境的水湿之气侵犯人体，多伤害皮肉筋脉。善于运用针法的医生，有时病在阳经，可针刺阴经来引导；有时病在阴经，可针刺阳经来引导；有时病在左而取右边的穴位来治疗，有时病在右而取左边的穴位来治疗。根据人们的正常状态来比较患者的病情，根据外在的症状来推测体内的病变，从而判断疾病是属于邪气太过还是正气不足。那么，在疾病初起，症状轻微的时候，就能知道疾病的性质、发展，这样治病就不会有什么差错了。

善于诊断疾病的医生，通过观察患者的面色变化和切按患者的脉搏，首先辨明疾病的性质是属阴还是属阳。通过审察面色的清明、晦浊，得知病变所在的部位，观察患者的呼吸，听患者的声音，可以知道患者的痛苦所在；诊察四时的色脉是否正常，可以判断疾病所在的脏腑；通过切寸口脉的浮沉滑涩，可以判断疾病产生的原因。这样在诊断上就不会出什么差错。治疗不出错，归根结底还是由于在诊断上没有错误。

所以，在疾病初起的时候，可以用针刺的方法治愈；当病邪旺盛时，应待邪气稍退的时候再治疗。如果病邪的性质是轻清的，则可以用发散轻扬的方法治疗；病邪性质为重浊的，可以用削减的方法治疗。如果是气血不足的，则用补益的方法治疗；形体羸弱的，用甘温益气法治疗；精气不足的，应该用味厚的药来滋补。病邪在上，可用吐法；病邪在下，可用泻法、利法，使它从二便排出；病邪在中焦，胸腹胀满的，可用辛开苦降的方法；病邪在肌表，用煎药熏洗的方法来发汗除邪；病邪在皮肤，用发汗的方法散邪。若起病急暴，应当抑制使其收敛；邪气盛实的疾病，邪在表用发散法，邪在里用泻下法。判断疾病属阴证、阳证以区分其刚柔，病在阳者可治其阴，病在阴者可治其阳。确定病邪在气、在血，分别予以治疗，血分邪实的，宜破血逐瘀；气虚不足的，当用益气导引的方法治疗。

▶注释

① 邪风：指伤人致病之风。

② 六腑：是胆、胃、小肠、大肠、膀胱、三焦的总称。它们的共同生理功能是"传化物"，其生理特点是"泻而不藏"，"实而不能满"。

③ 五脏：脏是指胸腹腔内之组织充实致密，并能贮存、分泌或制造精气的脏器，即心、肝、脾、肺、肾五个脏器的合称。

#  灵兰秘典论篇：十二脏腑功能简述

●导读
----------

本篇采用拟人的手法，向我们讲述了人体十二脏腑的功能及其相互关系。人体十二脏腑虽然各有分工，但却是一个相互协调的整体。其中，心脏的地位尤其重要。

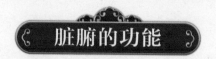
脏腑的功能

▶原文

黄帝问曰：愿闻十二脏之相使，贵贱何如？

岐伯对曰：悉乎哉问也。请遂言之！心者，君主①之官也，神明②出焉。肺者，相傅③之官，治节出焉。肝者，将军④之官，谋虑出焉。胆者，中正⑤之官，决断出焉。膻中⑥者，臣使⑦之官，喜乐出焉。脾胃者，仓廪之官⑧，五味出焉。大肠者，传道⑨之官，变化⑩出焉。小肠者，受盛之官，化物出焉。肾者，作强之官，伎巧出焉。三焦者，决渎之官，水道出焉。膀胱者，州都之官，津液藏焉，气化则能出矣。凡此十二官者，不得相失也。故主明则下安，以此养生则寿，殁世不殆，以为天下则大昌。主不明则十二官危，使道闭塞而不通，形乃大伤，以此养生则殃，以为天下者，其宗大危，戒之戒之。

至道在微，变化无穷，孰知其原。窘乎哉，消者瞿瞿，孰知其要。闵闵之当，孰者为良。

恍惚之数，生于毫厘，毫厘之数，起于度量，千之万之，可以益大，推之大之，其形乃制。

黄帝曰：善哉，余闻精光之道，大圣之业，而宣明大道，非齐戒择吉日不敢受也。黄帝乃择吉日良兆，而藏灵兰之室，以传保焉。

▶译文

黄帝问道：我想听你谈一下人体六脏六腑这十二个器官的责任分工，高低贵贱是怎样的呢?

岐伯回答说:你问得真详细呀!请让我谈谈这个问题。心,主宰全身,是君主之官,人的精神意识思维活动都由此而出。肺,是相傅之官,犹如相傅辅佐着君主,因主一身之气而调节全身的活动。肝,主怒,像将军一样的勇武,称为将军之官,谋略由此而出。膻中,维护着心而接受其命令,是臣使之官,心志的喜乐,靠它传布出来。脾和胃司饮食的受纳和布化,是仓廪之官,把食物化为营养物质供给人体。大肠是传导之官,它能传送食物的糟粕,使其变化为粪便排出体外。小肠是受盛之官,它承受胃中下行的食物而进一步分化清浊。肾,是作强之官,主管智力与技巧。三焦,是决渎之官,它能够通行水道。膀胱是州都之官,蓄藏津液,通过气化作用,方能排除尿液。以上这十二官,虽有分工,但其作用应该协调而不能相互脱节。所以君主如果明智顺达,则下属也会安定正常,用这样的道理来养生,就可以使人长寿,终生不会发生危殆,用来治理天下,就会使国家昌盛繁荣。君主如果不明智顺达,那么,包括其本身在内的十二官就都要发生危险,各器官发挥正常作用的途径闭塞不通,形体就要受到严重伤害。在这种情况下,谈养生续命是不可能的,只会招致灾殃,缩短寿命。同样,以君主之昏聩不明来治理天下,那政权就危险难保了,千万要警惕再警惕呀!

至深的道理是微妙难测的,其变化也没有穷尽,谁能清楚地知道它的本源!实在是困难得很呀!有学问的人勤勤恳恳地探讨研究,可是谁能知道它的要妙之处!那些道理暗昧难明,就像被遮蔽着,怎能了解到它的精华是什么!那似有若无的数量,是产生于毫厘也是起于更小的度量,只不过把它们千万倍地积累扩大,推衍增益,才演变成了形形色色的世界。

黄帝说:好啊!我听了您讲授的精粹晓畅的道理,真是安邦定国、养生长寿的根本。对这些宏伟的理论,不先进行斋戒并选择吉日良辰是不敢接受的。于是,黄帝选了好日子,把这些理论记录下来,珍藏在灵台兰室之内,以便流传给后世。

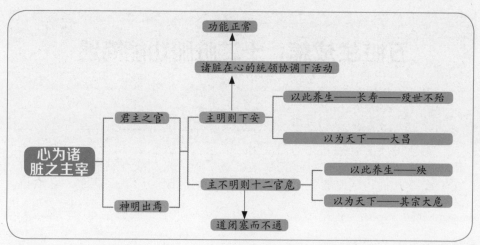

▶注释

①君主：指心在脏腑中居首要地位的意思。心主神明，主血脉，居脏腑中最重要位置，故称之。

②神明：指神志或精神。

③相傅：肺犹宰相辅佐君主，调治全身。例如心主血，肺主气，气血循环运行输送养料，以维持各脏器组织的机能活动及其相互间的关系。

④将军：肝主谋虑，其性勇，故喻为将军。

⑤中正：比喻胆的主决断作用，且不偏不倚，公正、果敢。

⑥膻中：心包络。

⑦臣使：指以臣使之，统治。

⑧仓廪之官：喻指脾胃受纳运化之功能。

⑨传道：传，驿站之意；道，通达之意。

⑩变化：变，更也，改变之意；化，教行于上则化成于下。

# 五脏生成篇：十二脏腑功能简述

●导读

　　本篇讲述了五脏之间的相互制约关系，五脏、五味、五色三者的对应，以及如何利用这种对应关系通过观察面色来判断五脏的荣枯。气血可以滋养五脏，气血的变化也会影响到人的健康。诊断疾病时，必须将望色与切脉结合起来。

▶原文

　　心之合脉①也，其荣②色也，其主③肾也。肺之合皮也，其荣毛也，其主心也。肝之合筋也，其荣爪也，其主肺也。脾之合肉也，其荣唇也，其主肝也。肾之合骨也，其荣发也，其主脾也。

▶译文

　　心与脉相应，它的荣华表现在面部的颜色上，制约心火的是肾水；肺与皮肤相应，它的荣华表现在须发上，制约肺金的是心火；肝与筋相应，它的荣华表现在爪甲上，制约肝木的是肺金；脾与肌肉相应，它的荣华表现在口唇上，制约脾土的是肝木；肾与骨骼相应，它的荣华表现在头发上，制约肾水的是脾土。

▶注释

　　①心之合脉：指五脏与五体相合，心主要是联系脉。

　　②荣：也就是"荣华表现"。

　　③主：是指受制约。

五脏与五味

▶原文

　　是故多食咸，则脉凝泣而变色；多食苦，则皮槁而毛拔；多食辛，则筋急而爪枯；多食酸，则肉胝䐢而唇揭①；多食甘，则骨痛而发落，此五味之所伤也。

故心欲苦，肺欲辛，肝欲酸，脾欲甘，肾欲咸，此五味之所合也。

▶译文

　　所以过食咸味，则使血脉凝塞不畅，而颜面色泽发生变化。过食苦味，则使皮肤枯槁而毫毛脱落。过食辛味，则使筋脉劲急而爪甲枯干。过食酸味，则使肌肉粗厚皱缩而口唇干裂、表皮掀起。过食甘味，则使骨骼疼痛而头发脱落。这是偏食五味所造成的损害。所以心欲得苦味，肺欲得辛味，肝欲得酸味，脾欲得甘味，肾欲得咸味，这是五味分别与五脏之气相合的对应关系。

▶注释

　　①肉胝䐃而唇揭：胝，音同"之"，皮厚的意思；䐃，即皱，皱缩的意思；揭，即掀起的意思；肉胝而唇揭，就是皮肉坚厚皱缩，口唇干裂，表皮掀起的意思。

## 从面色看五脏的荣枯

▶原文

　　五脏之气，故色见青如①草兹者死，黄如枳实者死，黑如炲②者死，赤如衃③血者死，白如枯骨者死，此五色之见死也。青如翠羽者生，赤如鸡冠者生，黄如蟹腹者生，白如豕膏者生，黑如乌羽者生，此五色之见生也。生于心，如以缟④裹朱。生于肺，如以缟裹红。生于肝，如以缟裹绀⑤。生于脾，如以缟裹栝蒌实。生于肾，如以缟裹紫。此五脏所生之外荣也。

▶译文

　　面色出现青如死草，枯暗无华的，为死证。出现黄如枳实的，为死证；出现黑如烟灰的，为死证；出现红如凝血的，为死证；出现白如枯骨的，为死证。这是五色中表现为死证的情况。面色青如翠鸟的羽毛，主生；红如鸡冠的，主生；黄如蟹腹的，主生；白如猪脂的，主生；黑如乌鸦毛的，主生。这是五色中表现有生机而预后良好的情况。心有生机，面色就像细白的薄绢裹着朱砂；肺有生机，面色就像细白的薄绢裹着粉红色的丝绸；肝有生机，面色就像细白的薄绢裹着天青色的丝绸，脾有生机，面色就像细白的薄绢裹着栝蒌实；肾有生机，面色就像细白的薄绢裹着天紫色的丝绸。这些都是五脏的生机显露于外的荣华。

五脏荣枯在面色上的表现

一个人五脏的荣枯会在面色上有所表现。而五色又对应身体的五脏，所以，观察面部颜色的变化可以推测这个人五脏的健康状况。

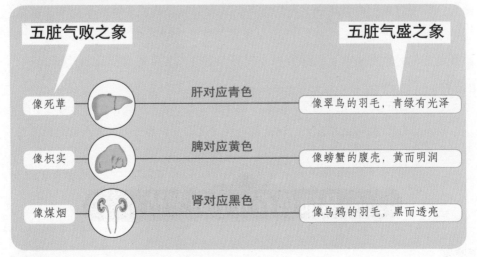

五脏气败之象

五脏气盛之象

像死草 —— 肝对应青色 —— 像翠鸟的羽毛，青绿有光泽

像枳实 —— 脾对应黄色 —— 像螃蟹的腹壳，黄而明润

像煤烟 —— 肾对应黑色 —— 像乌鸦的羽毛，黑而透亮

▶注释

①青如：指死草的颜色，即青中带有枯黑的颜色。

②炲：音同"台"，是"煤烟灰"的意思。

③衃：音同"胚"，意思是凝固了的血块。

④缟：生绢，色白质薄而光润。

⑤绀：是一种青中带有红色的丝织品。

# 五色、五味、五脏的对应关系

▶原文

　　色味当五脏，白当肺辛，赤当心苦，青当肝酸，黄当脾甘，黑当肾咸。故白当皮，赤当脉，青当筋，黄当肉，黑当骨。

▶译文

　　色、味与五脏相应：白色和辛味应于肺，赤色和苦味应于心，青色和酸味应于肝，黄色和甘味应于脾，黑色和咸味应于肾。因五脏外合五体，所以白色应于皮，赤色应于脉，青色应于筋，黄色应于肉，黑色应于骨。

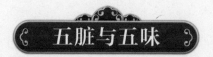

**五脏与五味**

▶原文

　　诸脉者，皆属于目；诸髓者，皆属于脑；诸筋者，皆属于节；诸血者，皆属于心；诸气者，皆属于肺，此四肢八溪之朝夕也。故人卧血归于肝，肝受血而能视，足受血而能步，掌受血而能握，指受血而能摄。卧出而风吹之，血凝于肤者为痹，凝于脉者为泣，凝于足者为厥。此三者，血行而不得反其空，故为痹厥也。人有大谷十二分，小溪三百五十四名，少十二腧，此皆卫气所留止，邪气之所客也，针石缘而去之。

▶译文

　　各条脉络，都属于目，而诸髓都属于脑，诸筋都属于骨节，诸血都属于心，诸气都属于肺。同时，气血的运行则朝夕来往，不离于人身四肢及八大关节的部位。所以当人睡眠时，血归藏于肝，肝得血而濡养于目，则能视物；足得血之濡养，就能行走；手掌得血之濡养，就能握物；手指得血之濡养就能拿取。如果刚刚睡醒就外出受风，血液的循环就要凝滞，凝于肌肤的，发生痹证；凝于经脉的，发生气血运行的滞涩；凝于足部的，该部发生厥冷。这三种情况，都是由于气血运行的不能返回组织间隙的孔穴之处，所以造成痹厥等症。全身有大谷十二处，小溪三百五十四处，这里面减除了十二脏腑各自的腧穴数目。这些都是卫气留止的地方，也是邪气客居之所。治病时，可循着这些部位施以针石，以祛除邪气。

**望色与诊脉结合判断疾病**

▶原文

　　诊病之始，五决为纪。欲知其始，先建其母。所谓五决者，五脉也。是以头痛巅疾，下虚上实，过在足少阴巨阳，甚则入肾。徇蒙招尤，目瞑耳聋，下实上虚，过在足少阳厥阴，甚则入肝。腹满䐜胀，支膈胠胁，下厥上冒，过在足太阴阳明。咳嗽上气，厥在胸中，过在手阳明太阴。心烦头痛，病在膈中，过在手巨阳少阴。

夫脉之小大，滑涩浮沉，可以指别。五脏之象，可以类推。五脏相音，可以意识。五色微诊，可以目察。能合脉色，可以万全。

赤脉之至也，喘而坚。诊曰：有积气在中，时害于食，名曰心痹。得之外疾，思虑而心虚，故邪从之。

白脉之至也，喘而浮。上虚下实，惊，有积气在胸中，喘而虚，名曰肺痹。寒热，得之醉而使内也。

青脉之至也。长而左右弹。有积气在心下，肢胠，名曰肝痹。得之寒湿，与疝同法。腰痛足清头痛。

黄脉之至也，大而虚。有积气在腹中，有厥气，名曰厥疝。女子同法，得之疾使四肢，汗出当风。

黑脉之至也，上坚而大。有积气在小腹与阴，名曰肾痹。得之沐浴，清水而卧。

凡相五色之奇脉，面黄目青，面黄目赤，面黄目白，面黄目黑者，皆不死也。面青目赤，面赤目白，面青目黑，面黑目白，面赤目青，皆死也。

| 面色、脉象与疾病 | | | | |
|---|---|---|---|---|
| 面色 | 脉象 | 表现 | 属性 | 病因 |
| 赤 | 脉象急疾而坚实 | 气滞于胸，饮食困难 | 心脉 | 思虑过度，心气伤，邪气乘虚侵袭人体 |
| 白 | 脉象疾、躁而浮，且上虚下实 | 易惊恐，胸中邪气压迫肺而致喘息 | 肺脉 | 外伤寒热，醉后行房 |
| 青 | 脉象长而有力，左右弹及手指 | 腰痛、脚冷、头痛等 | 肝脉 | 伤于寒湿 |
| 黄 | 脉象大而虚 | 气滞于腹，自觉腹中有气上逆，常见于女子 | 脾脉 | 四肢过度劳累，出汗后受风侵袭 |
| 黑 | 脉象坚实而大 | 邪气积聚在小腹与前阴的部位 | 肾脉 | 用冷水沐浴后入睡，受寒湿之气侵袭 |

## ▶译文

诊病的根本，要以五决为纲纪。要知道疾病是如何发生的，首先要明确致病原因。所谓五决，就是五脏之脉，以此诊病，即可决断病本的所在。比如头痛等巅顶部位的疾患，属于下虚上实的，病变在足少阴和足太阳经，病甚的，可内传于肾。头晕眼花，身体摇动，目暗耳聋，属下实上虚的，病变在足少阳和足厥阴经，病甚的，可内传于肝。腹满鼓胀，使胸膈和胁肋处有支撑感，属于阴浊之气逆而上犯清阳之气，病在足太阴、足阳明两经；咳嗽气喘，胸中胀满，病在手阳明、手太阴两经；心烦头痛，胸膈不适，病在手太阳、手少阴两经。

脉象的小、大、滑、浮、沉等，可以通过医生的手指加以鉴别；五脏功能表现于外，可以通过相类事物的比象，加以推测；五脏各自的声音，可以凭意会而识别，五色的微小变化，可以用眼睛来观察。诊病时，如能将色、脉两者合在一起进行分析，就可以万无一失了。

面部出现赤色，脉来急疾而坚实的，可诊为邪气积聚于中脘，常表现为妨害饮食，病名叫作心痹。这种病得之于外邪的侵袭，是由于思虑过度以至心气虚弱，邪气才随之而入的。

面部出现白色，脉来急疾而浮，这是上虚下实，故常出现惊骇，病邪积聚于胸中，胸中邪气压迫肺而致喘息，但肺气本身是虚弱的，这种病的病名叫作肺痹，它有时发寒热，常因醉后行房而诱发。

面部出现青色，脉来长而左右搏击手指，这是病邪积聚于心下，这种病的病名叫作肝痹，多因受寒湿而得，与疝的病理相同，它的症状有腰痛、足冷、头痛等。

面部出现黄色，而脉来虚大的，这是病邪积聚在腹中，有逆气产生，病名叫作厥疝，女子也有这种情况，多由四肢剧烈的活动，汗出当风所诱发。

面部出现黑色，脉象坚实而大，这是病邪积聚在小腹与前阴，病名叫作肾痹，多因冷水沐浴后睡卧受凉所引起。

大凡观察五色，面黄目青、面黄目赤、面黄目白、面黄目黑的皆为不死，因面带黄色，是尚有土气。如见面青目赤、面赤目白、面青目黑、面黑目白、面赤目青的，皆为死亡之征象，因面无黄色，为脾胃之气已绝。

# 脉要精微论篇：望闻问切四诊法

● 导读

　　本篇主要是对脉诊的论述。诊脉时要注意时间的选择，注意与察色相结合。脉象与天体运转相适应，所以四时阴阳变化会在脉象上表现出来，人体内阴阳之气的变化也会反映到梦境中。讲述了疾病的形成与演变、对于疾病新旧的判断、诊脉的方法，以及各种脉象与所主疾病。

## 诊脉的要点

▶原文

　　黄帝问曰：诊法何如？

　　岐伯对曰：诊法常以平旦，阴气未动，阳气未散，饮食未进，经脉未盛，络脉调匀，气血未乱，故乃可诊有过之脉①。切脉动静而视精明，察五色，观五脏有余不足，六腑强弱，形之盛衰，以此参伍，决死生之分。

　　夫脉者血之府也。长则气治，短则气病，数则烦心，大则病进。上盛则气急、下盛则气胀、代则气衰、细则气少、涩则心痛。浑浑②革至如涌泉，病进而色弊；绵绵其去如弦绝死。

▶译文

　　黄帝问道：诊脉的方法是怎样的呢？

　　岐伯回答说：诊脉通常是以清晨的时间为最好，此时人还没有劳于事，阴气未被扰动，阳气尚未耗散，饮食也未曾进过，经脉之气尚未充盛，络脉之气也很匀静，气血未受到扰乱，因而可以诊察出有病的脉象。在诊察脉搏动静变化的同时，还应观察目之精明，以候神气，诊察五色的变化，以审脏腑之强弱虚实及形体的盛衰，相互参合比较，以判断疾病的吉凶转归。

　　脉是血液汇聚的所在。长脉为气血流畅和平，故为气治；短脉为气不足，故为气病；数脉为热，热则心烦；大脉为邪气方张，病势正在向前发展；上部脉盛，为邪壅于上，可见呼吸急促，喘满之症；下部脉盛，是邪滞于下，可见胀满之病；代脉为元气衰弱；细脉，为正气衰少；涩脉为血少气滞，主心痛之症。脉来大而急速如泉水上涌者，为病势正在进展，且有危险；脉来隐约不现，微细无力，或如弓弦猝然断绝而去，为气血已绝，生机已断，故主死。

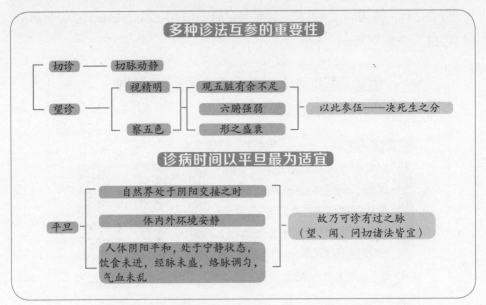

▶注释

①有过之脉：即有病之脉。

②浑浑：滚滚之义，指脉象混乱。

# 从神色与面色看五脏精气

▶原文

夫精明五色者，气之华也。赤欲如白①裹朱，不欲如赭；白欲如鹅羽，不欲如盐；青欲如苍璧之泽，不欲如蓝；黄欲如罗裹雄黄，不欲如黄土；黑欲如重漆色，不欲如地苍。五色精微象见矣，其寿不久也。夫精明者，所以视万物别白黑，审短长，以长为短，以白为黑。如是则精衰矣。

五脏者中之守也。中盛脏满②气盛伤恐者，声如从室中言，是中气之湿也。

言而微，终日乃复言者，此夺气也。衣被不敛，言语善恶，不避亲疏者，此神明之乱也。仓廪不藏者，是门户不要也，水泉不止者，是膀胱不藏也。得守者生，失守者死。夫五脏者身之强也。头者精明之府，头倾视深精神将夺矣。背者胸中之府，背曲肩随，府将坏矣。腰者肾之府，转摇不能，肾将惫矣。膝者筋之府，屈伸不能，行则偻附，筋将惫矣。骨者髓之府，不能久立，行则振掉，骨将惫矣。得强则生，失强则死。

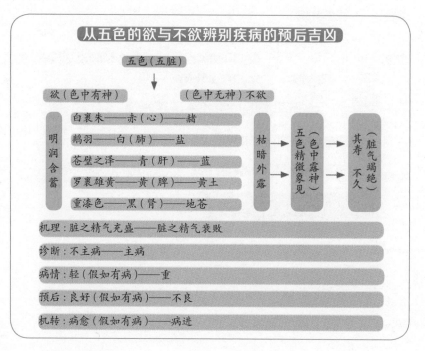

### 从五色的欲与不欲辨别疾病的预后吉凶

**五色（五脏）**

欲（色中有神）　　　　　（色中无神）不欲

明润含蓄
- 白裹朱——赤（心）——赭
- 鹅羽——白（肺）——盐
- 苍璧之泽——青（肝）——蓝
- 罗裹雄黄——黄（脾）——黄土
- 重漆色——黑（肾）——地苍

枯暗外露 → 五色精微象见（色中露神）→ 其寿不久（脏气竭绝）

机理：脏之精气充盛——脏之精气衰败

诊断：不主病——主病

病情：轻（假如有病）——重

预后：良好（假如有病）——不良

机转：病愈（假如有病）——病进

▶**译文**

　　眼睛的神采和面部的五色，是五脏的精气在外部所表现出来的光华。赤色应像用白色缎子裹朱砂一样，红润而不显露，不应该像砂石那样，色赤带紫，没有光泽；白色应该像鹅的羽毛，白而光泽，不应该像盐那样白而带灰暗色；青色应该青而明润如碧玉，不应该像蓝色那样青而带沉暗色；黄色应该像丝包着雄黄一样，黄而明润，不应该像黄土那样，枯暗无华；黑色应该像重漆之色，光彩而润，不应该像地苍那样，枯暗如尘。假如五脏真色暴露于外，这是真气外脱的现象，人的寿命也就不长了。目之精明是观察万物，分别黑白，审察长短的，若长短不明，黑白不清，这是精气衰竭的现象。

五脏主藏精神在内，在体内各有其职守。如果邪盛于腹中，脏气壅满，气盛而喘，善伤于恐，讲话声音重浊不清，如在室中说话一样，这是中气失权而有湿邪所致。语音低微而气不接续，语言不能相继者，这是正气被劫夺所致。衣服不知敛盖，言语不知善恶，不辨亲疏远近的，这是神明错乱的现象。脾胃不能藏纳水谷精气而泄利不禁，是中气失守，肛门不能约束的缘故。小便不禁的，是膀胱不能闭藏的缘故。若五脏功能正常，得其职守者则生；若五脏精气不能固藏，失其职守则死。五脏精气充足，为身体强健之本。头为精明之府，若见到头部低垂，目陷无光的，是精神将要衰败。背悬五脏，为胸中之府，若见到背弯曲而肩下到不能转侧摇动，是肾气将要衰惫。膝是筋汇聚的地方，所以膝为筋之府，若屈伸不能，行路要屈身附物，这是筋的功能将要衰惫。骨为髓之府，不能久立，行则震颤摇摆，这是髓虚，骨的功能将要衰惫。若脏气能够恢复强健，则虽病可以复生；若脏气不能复强，则病情不能挽回，人也就死了。

▶注释

①白：通"帛"，是丝织品的总称。

②中盛脏满：中盛，中指腹部，中盛指腹中邪气壅盛；藏满，指脏气壅满。

## 阴阳变化在脉象上的表现

▶原文

岐伯曰：反四时者，有余为精①，不足为消。应太过不足为精，应不足有余为消。阴阳不相应，病名曰关格。

帝曰：脉其四时动奈何？知病之所在奈何？知病之所变奈何？知病乍在内奈何？知病乍在外奈何？请问此五者，可得闻乎？

岐伯曰：请言其与天运转大也。万物之外，六合之内，天地之变，阴阳之应，彼春之暖，为夏之暑，彼秋之忿②，为冬之怒，四变之动脉与之上下，以春应中规，夏应中矩③，秋应中衡，冬应中权。是故冬至四十五日阳气微上，阴气微下；夏至四十五日阴气微上阳气微下，阴阳有时，与脉为期，期而相失，知脉所分。分之有期，故知死时。微妙在脉，不可不察，察之有纪，从阴阳始，始之有经，从五行生，生之有度，四时为宜。补泻勿失，与天地如一，得一之情，以知死生。

是故声合五音，色合五行，脉合阴阳。

是知阴盛则梦涉大水恐惧，阳盛则梦大火燔灼。阴阳俱盛，则梦相杀毁伤。上盛则梦飞，下盛则梦堕，甚饱则梦予，甚饥则梦取；肝气盛则梦怒，肺气盛则梦哭。短虫多则梦聚众，长虫多则梦相击毁伤。

▶译文

岐伯说：见到脉象变化与四时阴阳的变化相反的，如脉象原本应不足，却表现得有余，就是邪气过盛；如脉象原本应盛大，却表现得不足，就是正气虚损。本该表现出洪大的脉象却出现不足的，是由于阳邪极盛，闭阻了气血；本该表现出微弱沉细的脉象却出现洪大的，是由于正气虚损而浮散于外。这种脉象与四时阴阳相反，脉象与病症相反，邪正不相适应的疾病，叫作"关格"。

黄帝道：脉象是怎样应四时的变化而变化的呢？怎样从脉诊上知道病变的所在呢？怎样从脉诊上知道疾病的变化呢？怎样从脉诊上知道病忽然发生在内部呢？怎样从脉诊上知道病忽然发生在外部呢？请问这五个问题，可以讲给我听吗？

岐伯说：我先说说脉象变化与天体运转相适应的情况吧！万物之外，六合之内，天地间的变化，阴阳四时与之相应。如春天的气候温暖，发展为夏天的气候暑热，秋天得劲急之气，发展为冬天的寒杀之气，这种四时气候的变化，人体的脉象也随着变化而升降浮沉。例如在春季，脉象轻而圆滑，就像用圆规所画的弧线那样；在夏季，脉象显得洪大而滑数，就像用矩所画的有棱角的方形那样；在秋季，脉象浮而微涩兼散；在冬季，脉象就沉而兼滑。四时阴阳的情况也是这样，冬至到立春的四十五天，阳气微升，阴气微降；夏至到立秋的四十五天，阴气微升，阳气微降。四时阴阳的升降是有一定的时间和规律的，人体脉象的变化，亦与之相应，脉象变化与四时阴阳不相适应，即是病态，根据脉象的异常变化就可以知道病属何脏，再根据脏气的盛衰和四时衰旺的时期，就可以判断出疾病和死亡的时间。四时阴阳变化之微妙，都是从辨别阴阳开始，结合人体十二经脉进行分析研究，而十二经脉应五行而有生生之机；观测生生之机的尺度，则是以四时阴阳为准则；遵循四时阴阳的变化规律，不使有失，则人体就能保持相对平衡，并与天地之阴阳相互统一；知道了天人统一的道理，就可以了解死与生了。因为，人的声音与宫、商、角、徵、羽这五个音相应和，青、黄、赤、白、黑这五种颜色与五行相应和，而脉搏的变化与四时阴阳的变化相应和。

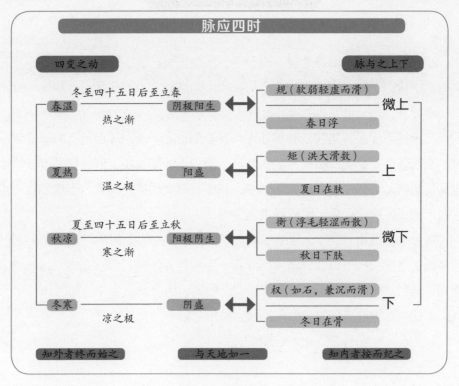

于是就了解到，人的阴气旺盛，就有梦涉大水的恐惧；阳气亢盛，就会梦见大火焚烧；阴阳都旺盛，就会梦见斗殴杀伤；上气旺盛，就会梦到飞行；下气旺盛，就会梦到坠落；吃得过饱，就会梦到给别人东西吃；而十分饥饿，就会梦到拿别人的东西吃；肝火旺盛，就会梦见发怒；肺气旺盛，就会梦见哭泣；腹部若有很多短虫，就会梦见很多人聚集在一起；腹部若有很多长虫，就会梦见相互斗殴致伤。

▶注释

①有余为精：有余为邪气之有余；有余为精，是邪气有余而损耗精气。

②念：比喻秋气劲急。

③矩：比喻脉象方正而盛。

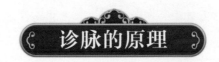

# 诊脉的原理

▶原文

是故持脉有道，虚静为保。春日浮，如鱼之游在波；夏日在肤，泛泛乎万物有余；秋日下肤，蛰虫将去；冬日在骨，蛰虫周密，君子居室。故曰：知内者按而纪之，知外者终而始之，此六者持脉之大法。

心脉搏坚而长，当病舌卷不能言；其耎而散者，当消环自己。肺脉搏坚而长，当病唾血；其耎而散者，当病灌汗，至今不复散发也。肝脉搏坚而长，色不青，当病坠若搏，因血在胁下，令人喘逆；其耎而散色泽者，当病溢饮，溢饮者，渴暴多饮，而易入肌皮肠胃之外也。

胃脉搏坚而长，其色赤，当病折髀①，其耎而散者，当病食痹。脾脉搏坚而长，其色黄，当病少气；其耎而散色不泽者，当病足骨骱肿，若水状也。肾脉搏坚而长，其色黄而赤者，当病折腰；其耎而散者，当病少血至今不复也。

帝曰：诊得心脉而急，此为何病，病形何如？

岐伯曰：病名心疝②，少腹当有形也。

帝曰：何以言之？

岐伯曰：心为牡脏，小肠为之使，故曰少腹当有形也。

帝曰：诊得胃脉，病形何如？

岐伯曰：胃脉实则胀，虚则泄。

▶译文

因此诊脉有一诀窍，那就是作为医生首先应心平气和。春季的脉象应浮一些，犹如鱼游在水面；而在夏季，脉象充盈在皮下，浮泛而大，犹如万事万物有余；在秋天，脉象沉于皮肤之下，犹如蛰虫即将潜伏；在冬季，脉象沉于骨下，犹如蛰虫潜藏得很深，或像人们居于密室之中。因此说，想要了解内脏精气是旺是衰，必须通过切脉得其要领；要想了解外界气象的演变，就必须掌握四时阴阳之始终。这正是春、夏、秋、冬、内、外六点的诊脉大法。

心脉坚而长，搏击指下，为心经邪盛，火盛气浮，当病舌卷而不能言语；如果心脉软弱散漫，会出现正气消散，当经气再循环一周，病就会自己好了。肺脉坚而长，搏击指下，为火邪犯肺，当病痰中带血；其脉软而散的，为肺脉不足，当病汗出不止，在这种情况下，不可再用发散的方法治疗。肝脉坚而长，搏击指下，其面色当青，今反不青，知其病非由内生，当为跌坠或搏击所伤，因瘀血积于胁下，阻碍肺气升降，所以使人喘逆；如其脉软而散，加之面目颜色鲜泽的，当发溢饮病，溢饮病口渴暴饮，因水不化气，而水气容易流入肌肉皮肤之间、肠胃之外所引起。胃脉坚而长，搏击指下，颜色鲜红，大腿就像被折断了一样；如其脉软而散的，则胃气不足，会出现食后腹部胀满不通的症状。脾脉坚而长，搏击指下，面部色黄，颜色是黄的，会出现少气的症状；如其脉软而散，面色不泽，为脾虚，不能运化水湿，并出现双足胫水肿的症状。肾脉坚长，搏击指下，面部黄而带赤，是心脾之邪盛侵犯于肾，肾受邪伤，当病腰痛如折；如其脉软而散者，当病精血虚少，使身体不能恢复健康。

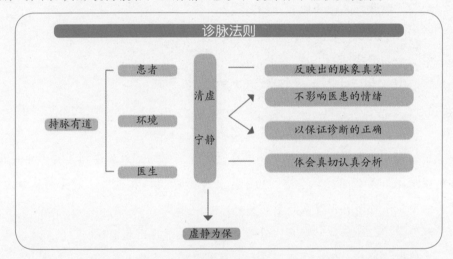

黄帝说：诊脉时，其心脉劲急，这是什么病？病的症状是怎样的呢？

岐伯说：这种病名叫心疝，小腹部会出现有形的肿块。

黄帝说道：怎么会这样？

岐伯回答说：心脏为阳脏，小肠与心为表里，小肠位于小腹部，因此小腹会出现有形的肿块。

黄帝说：诊察到胃脉有病，会出现什么病变呢？

岐伯说：如果胃脉实就会出现脘腹胀满，如果胃脉虚就会出现腹泻。

▶注释

①折髀：髀，音同"必"，指大腿部；折髀，形容大腿疼痛如折。

②心疝：是一种因寒邪侵犯心经，心与小肠相表里，心经不受邪传至小肠而引起的以腹痛、下腹部有肿块突起为主要症状的一种疾病。

## 疾病的形成与演变

▶原文

帝曰：病成而变何谓？

岐伯曰：风成为寒热，瘅成为消中，厥成为癫疾，久风为飧泄，脉风成为疠。病之变化，不可胜数。

帝曰：诸痈肿筋挛骨痛，此皆安生？

岐伯曰：此寒气之肿，八风之变也。

帝曰：治之奈何？

岐伯曰：比四时之病，以其胜治之愈也。

▶译文

黄帝说：疾病的形成及其发展变化又是怎样的呢？

岐伯说：风邪形成寒热病；脾胃湿热形成消中病；气厥逆而上会产生头顶部的疾病；肝风久留，就会成为飧泄；如果诊断出风邪过盛，就会是麻风病。疾病的变化多种多样，是数不胜数的。

黄帝说：各种痈肿、痉挛、骨痛的病变，是怎样产生的呢？

岐伯说：这都是因为寒气聚集和八风邪气侵犯人体后而发生的变化。

黄帝说：怎样进行治疗呢？

岐伯说：由于四时偏盛之邪气所引起的病变，根据五行相胜的规律确定治则去治疗就会痊愈。

## 旧病和新病的判断

▶原文

帝曰：有故病五脏发动，因伤脉色，各何以知其久暴至之病乎？

岐伯曰：悉乎哉问也，征其脉小色不夺①者，新病也；征其脉不夺其色夺者，此久病也；征其脉与五色俱夺者此久病也；征其脉与五色俱不夺者新病也。肝与肾脉并至，其色苍赤，当病毁伤不见血，已见血湿若中水也。

▶译文

黄帝说：有旧病从五脏发动，都会影响到脉色而发生变化，怎样区别它是久病还是新病呢？

岐伯说：你问得很详细啊！只要验看它脉色就可以区别开来：如脉虽小而气色不失于正常的，乃是久病，如脉象与气色均失于正常的，也是久病；如脉象与面色都不失于正常的，乃是新病。脉见沉弦，是肝脉与肾脉并致，而外部没有血，或外部已见血，其经脉必滞，血气必凝，血凝经滞，形体必肿，有似乎因湿邪或水气中伤的现象，成为一种瘀血肿胀。

| 新病旧病辨别法<br>（通过观察面色的变化和感受脉象的变化可以辨别患者所患疾病是新病还是旧病。） | | | | |
|---|---|---|---|---|
| 诊断要点 | 状态 | | | |
| 脉象 | 变 | 不变 | 变 | 不变 |
| 面色 | 不变 | 变 | 变 | 不变 |
| 病程 | 新病 | 旧病 | 旧病 | 新病 |

▶注释

①夺：训失，失于常态的意思。

尺肤诊脉法

▶原文

尺内两旁则季胁也，尺外以候肾，尺里以候腹中。附上左外以候肝，内以候鬲，右外以候胃，内以候脾。上附上右外以候肺，内以候胸中，左外以候心，内以候膻中。前以候前，后以候后。上竟上者，胸喉中事也。下竟下者，少腹腰股膝胫足中事也。

▶译文

　　前臂从腕至肘这段皮肤叫尺肤。尺肤分为三段，且有左、右手的不同，还分为外侧和内侧。在接近肘部的下段，主要是掌管两侧胁肋部，外侧是诊断肾脏疾病，内侧是诊断腹部疾病的。尺肤的中段，左手外侧是诊断肝脏疾病，内侧是诊断膈肌疾病的；右手外侧是诊断胃部疾病，内侧是诊断脾脏疾病的。接近腕部的上段，右手外侧是诊断肺脏疾病，内侧是诊断胸部疾病的；左手寸脉的外侧是诊断心脏疾病，内侧是诊断膻中疾病的。总体上，尺肤部的前面，是诊断身体前面疾病的；尺肤部的后面，是诊断身体后面疾病的；上部超过腕横纹接近鱼际的部位，是诊断胸部和咽喉疾病的；下部接近肘横纹的部位，是诊断小腹、腰股及膝胫部疾病的。

六部定位
脉诊法

《黄帝内经》中将腕至肘的皮肤分为三部分，内侧和外侧，左手和右手，共六部分。这六部分分别对应体内不同的位置，通过切这六部分的脉可以诊断疾病所在的部位。

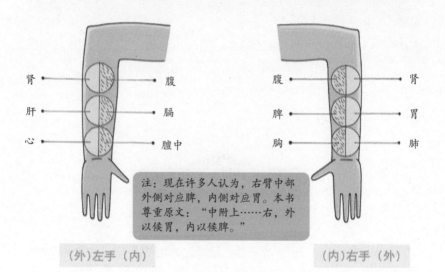

肾　腹

肝　膈

心　膻中

腹　肾

脾　胃

胸　肺

注：现在许多人认为，右臂中部外侧对应脾，内侧对应胃。本书尊重原文："中附上……右，外以候胃，内以候脾。"

（外）左手（内）　　　（内）右手（外）

**▶原文**

粗大者，阴不足阳有余，为热中也。来疾去徐，上实下虚，为厥巅疾。来徐去疾，上虚下实，为恶风也。故中恶风者，阳气受也。

有脉俱沉细数者，少阴厥也；沉细数散者，寒热也；浮而散者为眴仆①。诸浮不躁者，皆在阳，则为热；其有躁者在手，诸细而沉者，皆在阴，则为骨痛；其有静者在足。数动一代者，病在阳之脉也，泄及便脓血。

诸过者切之，涩者阳气有余也，滑者阴气有余也；阳气有余为身热无汗，阴气有余为多汗身寒，阴阳有余则无汗而寒。

推而外之，内而不外，有心腹积也。推而内之，外而不内，身有热也。推而上之，上而不下，腰足清也。推而下之，下而不上，头项痛也。按之至骨，脉气少者，腰脊痛而身有痹也。

**▶译文**

脉象洪大的，是由于阴精不足而阳有余，是内里有热。脉象来时急疾而去时徐缓，这是由于上部实而下部虚，气逆于上，多好发为癫仆一类的疾病。脉象来时徐缓而去时急疾，这是由于上部虚而下部实，多好发为疠风之病。患这种病的原因，是因为阳气虚而失去捍卫的功能，所以才感受邪气而发病。

有两手脉均见沉细数的，沉细为肾之脉体，数为热，故发为少阴之阳厥；如见脉沉细数散，为阴血亏损，多发为阴虚阳亢之虚劳寒热病。脉浮而散，好发为眩晕昏仆倒地之病。凡见浮脉而不躁急，其病在阳分，则出现发热的症状，病在足三阴经；如浮而躁急的，则病在手三阳经。凡见细脉而沉，其病在阴分，发为骨节疼痛，病在手三阴经；如果脉细沉而静，其病在足三阴经。发现数动，而见一次遏止的脉象，是病在阳分，为阳热郁滞的脉象，可出现泄痢或大便带脓血的疾病。

诊察脉涩是阳气过盛，脉滑是阴气过盛。阳气过盛时身体常常会出现发热或是无汗等症状；阴气过盛时常常会出现汗多、身凉等症状；阴阳都过盛时常常会出现无汗、身寒等症状。

推求浮脉时，脉象不浮却沉，是因为腹中有积滞；推求沉脉时，脉象不沉却浮，是因为身体发热；推求寸部脉时，寸部脉大而尺部脉弱，是因为腰脚清冷，推求尺部脉时，尺部脉大而寸部脉弱，是因为头和后颈疼痛。如果脉重，按到骨头上时脉象弱而小，是因为腰脊疼痛并且得了痹病。

▶注释

①眴仆：眴，音通"眩"。眴仆，即眩晕昏仆倒地之类的疾病。

# 玉机真藏论篇：四季脉象与五脏疾病

●导读

本篇主要论述了春、夏、秋、冬四季脉象的表现。病邪在五脏的传播是有规律的，治疗疾病必须了解这点。如果五脏的真脏脉出现，人就必死无疑。如果脉象与四时相逆，人体出现五实、五虚的情况，就难以治疗。

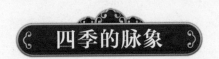

四季的脉象

▶原文

黄帝问曰：春脉如弦①，何如而弦？

岐伯对曰：春脉者，肝也，东方木也，万物之所以始生也，故其气来软弱，轻虚而滑，端直以长，故曰弦，反此者病。

帝曰：何如而反？

岐伯曰：其气来实而强，此谓太过，病在外；其气来不实而微，此谓不及，病在中。

帝曰：春脉太过与不及，其病皆何如？

岐伯曰：太过则令人善忘，忽忽眩冒而巅疾；其不及，则令人胸痛引背，下则两胁胠满。

帝曰：善。夏脉如钩②，何如而钩？

岐伯曰：夏脉者心也，南方火也，万物之所以盛长也，故其气来盛去衰，故曰钩，反此者病。

帝曰：何如而反？

岐伯曰：其气来盛去亦盛，此谓太过，病在外；其气来不盛去反盛，此谓不及，病在中。

帝曰：夏脉太过与不及，其病皆何如？

岐伯曰：太过则令人身热而肤痛，为浸淫；其不及则令人烦心，上见咳唾，下为气泄。

帝曰：善。秋脉如浮③，何如而浮？

岐伯曰：秋脉者，肺也，西方金也，万物之所以收成也，故其气来轻虚以浮，来急去散，故曰浮，反此者病。

帝曰：何如而反？

岐伯曰：其气来毛而中央坚，两傍虚，此谓太过，病在外；其气来毛而微，此谓不及，病在中。

帝曰：秋脉太过与不及，其病皆何如？

岐伯曰：太过则令人逆气而背痛，愠愠然；其不及则令人喘，呼吸少气而咳，上气见血，下闻病音。

帝曰：善。冬脉如营④，何如而营？

岐伯曰：冬脉者，肾也。北方水也，万物之所以含藏也，故其气来沉以搏，故曰营，反此者病。

帝曰：何如而反？

岐伯曰：其气来如弹石者，此谓太过，病在外；其去如数者，此谓不及，病在中。

帝曰：冬脉太过与不及，其病皆何如？

岐伯曰：太过则令人解㑊，脊脉痛而少气不欲言；其不及则令人心悬，如病饥，眇中清，脊中痛，少腹满，小便变。

帝曰：善。

## ▶译文

黄帝问道：春时的脉象如弦，怎样才算弦？

岐伯回答说：春脉主应肝脏，属东方之木。在这个季节里，万物开始生长，因此脉气来时，软弱轻虚而滑，端直而长，所以叫作弦，假如违反了这种规律，就是病脉。

黄帝道：怎样算是相反呢？

岐伯说：其脉气来，应指实而有力，这叫作太过，主病在外；如脉来不实而微弱，这叫作不及，主病在里。

黄帝道：春脉太过与不及，发生的病变怎样？

岐伯说：春季脉象太过时，人会出现健忘，眼睛看物体模糊，眩晕，出现头部疾病等病症；春季脉象不及时，人会出现胸部疼痛，疼痛直至背下，两胁胀满的症状。

黄帝道：讲得对！夏时的脉象如钩，怎样才算钩？

岐伯说：夏脉主应心脏，属南方之火，在这个季节里，万物生长茂盛，因此脉气来时充盛，去时轻微，犹如钩之形象，所以叫作钩脉，假如违反了这种现象，就是病脉。

黄帝道：怎样算是相反呢？

岐伯说：其脉气来盛去亦盛，这叫作太过，主病在外；如脉气来时不盛，去时反充盛有余，这叫作不及，主病在里。

黄帝道：夏脉太过与不及，发生的病变怎样？

岐伯说：太过会使人身体发热，皮肤痛，热邪浸淫成疮；不及会使人心虚作烦，上部出现咳嗽涎沫，下部出现失气下泄。

黄帝道：讲得对！ 秋天的脉象如浮，怎样才算浮？

岐伯说：秋脉主应肺脏，属西方之金，在这个季节里，万物收成，因此脉气来时轻虚以浮，来急去散，所以叫作浮。假如违反了这种现象，就是病脉。

黄帝道：怎样算是相反呢？

岐伯说：其脉气来浮软而中央坚，两旁虚，这叫作太过，主病在外；其脉气来浮软而微，这叫作不及，主病在里。

黄帝道：秋脉太过与不及，发生的病变怎样？

岐伯说：太过会使人气逆，背部作痛，愠愠然郁闷而不舒畅；其不及会使人呼吸短气，咳嗽气喘，其上逆而出血，喉间有喘息声音。

黄帝道：讲得对！冬时的脉象如营，怎样才算营？

岐伯说：冬脉主应肾脏，属北方之水，在这个季节里，万物闭藏，因此脉气来时沉而搏手，所以叫作营。假如违反了这种现象，就是病脉。

黄帝道：怎样算是相反呢？

岐伯说：其脉来如弹石一般坚硬，这叫作太过，主病在外；如脉去虚数，这叫作不及，主病在里。

黄帝道：冬脉太过与不及，发生的病变怎样？

岐伯说：太过会使人精神不振，身体懈怠，脊骨疼痛，气短，懒于说话；不及则使人心如悬，如同腹中饥饿之状，季胁空软处清冷，脊骨作痛，少腹胀满，小便改变。

黄帝道：讲得对！

▶**注释**

①春脉如弦：是指春季应时的脉象。按之有如琴弦，端直而长，指下挺然。若脉弦细而濡，为湿温初起，邪阻气分之候。若脉弦而数，多为热郁少阳，胆火炽盛之象。若弦而滑，则多为温病夹痰之象。脉弦劲而数，则主热邪亢盛，肝风内动之象。

②夏脉如钩：指脉应四时之象。夏季阳气旺盛，脉象亦呈现洪大，其势急升缓降，来盛去衰。

③秋脉如浮：是指秋季应时的脉象。轻取即得，重按稍减而不空，举之有余，按之不足。浮脉的部位表浅、浮在皮肤上，手指轻按即可摸到搏动，重按稍减，但不空泛无力。

④冬脉如营：冬季应时的脉象。冬季恶寒，阳气潜藏，皮肤紧束，故脉气相应地下沉。

四时脉象太过与不及导致的疾病

四时脉象太过与不及都会导致身体发生疾病：太过，疾病会表现在外；不及，疾病会表现在内。

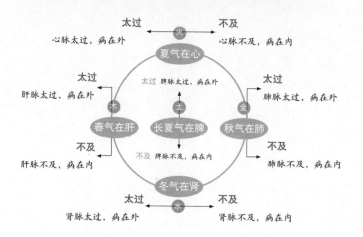

四时脉象太过与不及的表现

正常的四季脉象应为春弦、夏钩、秋毛、冬石。但是有时候也会出现太过与不及的情况，太过会表现为体表的疾病，不及会表现为体内的疾病。

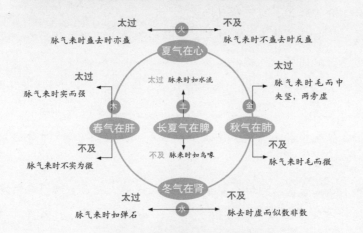

太过
脉气来时盛去时亦盛

火

不及
脉气来时不盛去时反盛

夏气在心

太过
脉气来时实而强

太过 脉来时如水流

太过
脉气来时毛而中央坚，两旁虚

木

土

金

春气在肝

长夏气在脾

秋气在肺

不及
脉气来时不实为微

不及 脉来时如鸟喙

不及
脉气来时毛而微

冬气在肾

太过
脉气来时如弹石

水

不及
脉去时虚而似数非数

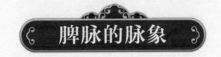

# 脾脉的脉象

▶原文

帝曰：四时之序，逆从之变异也，然脾脉独何主。

岐伯曰：脾脉者土也，孤脏①，以灌四傍者也。

帝曰：然而脾善恶可得见之乎？

岐伯曰：善者不可得见，恶者可见。

帝曰：恶者何如可见？

岐伯曰：其来如水之流者，此谓太过，病在外。如鸟之喙者，此谓不及，病在中。

帝曰：夫子言脾为孤脏，中央以灌四傍，其太过与不及，其病皆何如？

岐伯曰：太过则令人四肢不举，其不及则令人九窍不通，名曰重强。

帝瞿然而起，再拜而稽首曰：善。吾得脉之大要，天下至数，五色脉变，揆度奇恒，道在于一，神转不回，回则不转，乃失其机，至数之要，迫近以微，着之玉版，藏之藏府，每旦读之，名曰玉机。

▶译文

黄帝道：春夏秋冬四时的脉象，有逆有从，其变化各异，但独未论及脾脉，究竟脾脉主何时令？

岐伯说：脾脉属土，位居中央为孤脏，转化精气灌溉四方。

黄帝道：脾脉的正常与异常可以得见吗？

岐伯说：正常的脾脉不可能见到，有病的脾脉是可以见到的。

黄帝道：有病的脾脉怎样？

岐伯说：其来如水之流散，这叫作太过，主病在外；其来尖锐如鸟之喙，这叫作不及，主病在中。

黄帝道：先生说脾为孤脏，位居中央属土，以灌溉四方，它的太过和不及各发生什么病变？

岐伯说：太过会使人四肢不能举动，不及则使人九窍不通，名叫重强。

黄帝惊异地站了起来，接连两次跪拜叩头说：很好！我懂得诊脉的要领了，这是天下极其重要的道理。《五色》《脉变》《揆度》《奇恒》等书，阐述的道理都是一致的，总的精神在于一个"神"字。神的功用运转不息，向前而不能回却，倘若回而不转，就失掉它的生机了。极其重要的道理，往往迹象不显而尽于微妙，把它著录在玉版上面，藏于枢要内府，每天早上诵读，称它为《玉机》。

▶注释

①孤脏：指脾脏。心、肝、肺、肾四脏之脉各主四时中之一时，惟脾脉不得独主，故称之。

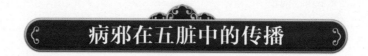

# 病邪在五脏中的传播

▶原文

五脏受气于其所生，传之于其所胜，气舍于其所生，死于其所不胜。病之且死，必先传行，至其所不胜，病乃死。此言气之逆行也，故死。肝受气于心，传之于脾，气舍于肾，至肺而死。心受气于脾，传之于肺，气舍于肝，至肾而死。脾受气于肺，传之于肾，气舍于心，至肝而死。肺受气于肾，传之于肝，气舍于脾，至心而死。肾受气于肝，传之于心，气舍于肺，至脾而死。此皆逆死也，一日一夜，五分之，此所以占死生之早暮也。

黄帝曰：五脏相通，移皆有次。五脏有病，则各传其所胜，不治。法三月，若六月，若三日，若六日。传五脏而当死，是顺传其所胜之次。故曰：别于阳者，知病从来；别于阴者，知死生之期。言知至其所困而死。

病邪在五脏中的传变

病邪的发生并不会马上导致人的死亡，而是先按照一定的路径传变，当传到相应的脏器时，这人也就要死了，具体传变路径如下：

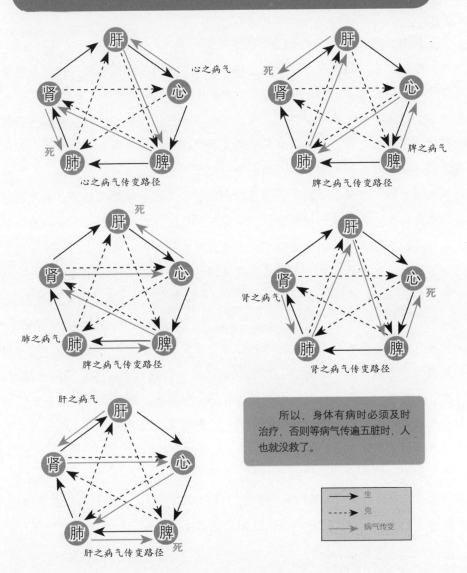

心之病气传变路径

脾之病气传变路径

脾之病气传变路径

肾之病气传变路径

肝之病气传变路径

所以，身体有病时必须及时治疗，否则等病气传遍五脏时，人也就没救了。

生
克
病气传变

是故风者，百病之长也。今风寒客于人，使人毫毛毕直，皮肤闭而为热。当是之时，可汗而发也。盛痹不仁肿病，当是之时，可汤熨及火灸刺而去之。弗治，病入舍于肺，名曰肺痹，发咳上气。弗治，肺即传而行之肝，病名曰肝痹，一名曰厥，胁痛出食。当是之时，可按若刺耳。弗治，肝传之脾，病名曰脾风，发瘅，腹中热，烦心，出黄。当此之时，可按、可药、可浴。弗治，脾传之肾，病名曰疝瘕，少腹冤热而痛，出白，一名曰蛊。当此之时，可按、可药。弗治，肾传之心，病筋脉相引而急，病名曰瘛。当此之时，可灸、可药。弗治，满十日，法当死。肾因传之心，心即复反传而行之肺，发寒热，法当三岁死，此病之次也。

▶**译文**

五脏中的每一脏器，都是从其所生处接受病气，后又传给其所克的脏器，并将病邪留在生己的脏器，死于克己的脏器。当病到要死的时候，必须要等到邪气传到生其的脏器，患者才会死亡。这就是所说的病邪逆传，从而引起死亡。例如，肝脏从心脏处接受病气，又将病气传于脾脏，停留在肾脏，当邪气传到肺脏时，患者就要死亡了。心脏从脾脏处接受病气，又将邪气传于肺脏，停留在肝脏，当邪气传到肾脏时，患者就要死亡了。脾脏从肺脏处接受病气，又将病气传到肾脏，停留在心脏，当邪气传到肝脏时，患者就要死亡了。肺脏从肾脏处接受病气，又将病气传到肝脏，停留在脾脏，当邪气传到心脏时，患者就要死亡了。肾脏从肝脏处接受病气，又将病气传到心脏，停留在肺脏，当邪气传到脾脏时，患者就要死亡了。这都是病邪逆传而死的例子，如将一天一夜划分为五等份，并分别归属于一定的脏腑，就可以推测出患者死亡的大概时间了。

黄帝说：人体内的五脏之气是相互贯通的，五脏病气的传变也有一定规律，五脏病气的转变是按照五脏相克的规律进行传变的。如果不及时治疗，时间长的话或三个月内，或六个月内，短的话或三天内，或六天内，当传遍五脏时，患者就会死亡，这是病在五脏内顺传的次序。所以说，能辨别疾病在表，就能判断疾病是从哪来的；能辨别疾病在里，就能推测出患者死亡的大概时间，也就是说，到了不胜的日子时就要死了。

风是造成很多疾病最首要的邪气。风寒侵袭人体时，会使人的汗毛竖直，皮肤毛孔闭塞，阳气被阻塞而引起发热，这时可用发汗之法治疗。如出现痹症，肌肤麻木无知觉，形体浮肿疼痛，这时可用热水熨、艾灸、针刺等法治疗。如果不及时治疗，病邪向里传到肺脏，就叫"肺痹"，会出现咳嗽、上气等症状；如果不及时治疗，病邪从肺脏传到肝脏，引起肝病，就叫"肝痹"或"厥病"，会出现胁痛及呕吐等症状，这时可用按摩或针刺之法治疗；如果还不及时治疗，病邪从肝脏传到脾脏，就叫"脾风"，出现黄疸、腹中发热、心烦、小便黄等症状，这时可用按摩、药物、汤浴等法治疗；如果还不及时治疗，病邪从脾脏传到肾脏，就叫"疝瘕"，会出现小腹烦热疼痛，小便白浊，这个病又叫"蛊病"，这时可用按摩或药物治疗；如果照样不及时治疗，病邪从肾脏传到心脏，出现筋脉牵引拘急，就叫"瘛症"，这时可用艾灸或药物治疗；如果继续不及时治疗，病满十天患者就会死亡。肾脏将病邪传给心脏，心脏又将邪气传给肺脏，便会出现恶寒、发热，这样三年就会死亡，这就是疾病按五脏相生规律转变的次序。

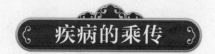

## 疾病的乘传

▶原文

然其卒发者，不必治于传，或其传化有不以次，不以次入者，忧恐悲喜怒，令不得以其次，故令人有大病矣。因而喜，大虚则肾气乘矣，怒则肝气乘矣，悲则肺气乘矣，恐则脾气乘矣，忧则心气乘矣，此其道也。故病有五，五五二十五变及其传化。传，乘之名也。

▶译文

有些病不依这个次序传变的，如忧、恐、悲、喜、怒情志之病，病邪就不能依照这个次序相传，因而使人生大病了。如因喜极伤心，心虚则肾气相乘；或因大怒，则肝气乘脾，或因悲伤，则肺气乘肝，或因惊恐，则肾气虚，脾气乘肾；或因大忧，则肺气内虚，心气乘肺。这都是疾病不按这种规律传变的例子。因此，每个脏器各有五种疾病，进而疾病的转变会有五五二十五种变化。这就是所谓"传"，即"乘"的意思。

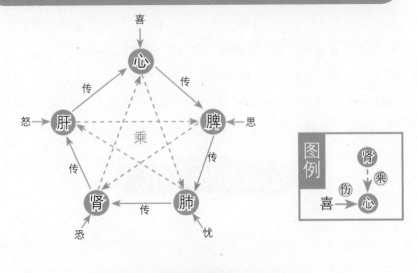

疾病的乘传

五脏中的任何一脏感受了邪气都可能会传给其他脏，根据传变的距离长短可以表现出五种疾病。除此之外，忧、恐、悲、喜、怒五种情志因素也会引起五脏气虚，其中一个脏器因为情志影响而气虚，相克的脏气会乘其虚。所以疾病的传变一共有五五二十五种变化。

## 五脏的真脏脉

▶原文

大骨枯槁，大肉陷下，胸中气满，喘息不便，其气动形，期六月死，真脏脉见，乃予之期日。大骨枯槁，大肉陷下，胸中气满，喘息不便，内痛引肩颈，期一月死。真脏见，乃予之期日。大骨枯槁，大肉陷下，胸中气满，喘息不便，内痛引肩项，身热、脱肉破䐃。真脏见，十月之内死。大骨枯槁，大肉陷下，肩髓内消，动作益衰。真脏来见，期一岁死，见其真脏，乃予之期日。大骨枯槁，大肉陷下，胸中气满，腹内痛，心中不便，肩项身热，破䐃脱肉，目眶陷。真脏见，目不见人，立死；其见人者，至其所不胜之时则死。急虚身中卒至，五脏绝闭，脉道不通，气不往来，譬如堕溺，不可为期。其脉绝不来，若人一息五六至，其形肉不脱，真脏虽不见，犹死也。

真肝脉至，中外急，如循刀刃，责责然如按琴瑟弦，色青白不泽，毛折，乃死。

真心脉至，坚而搏，如循薏苡子，累累然，色赤黑不泽，毛折，乃死。真肺脉至，大而虚，如以毛羽中人肤，色白赤不泽，毛折，乃死。真肾脉至，搏而绝，如指弹石，辟辟然，色黑黄不泽，毛折，乃死，真脾脉至，弱而乍数乍疏，色黄青不泽，毛折，乃死。诸真脏脉者，皆死不治也。

▶**译文**

　　大骨头枯槁，大肌肉萎缩，胸中满是胀气，呼吸不顺畅，身体颤动，这样的话，大概六个月就要死亡了。要是真脏脉出现了，就能判断出死亡的日期。大骨头枯槁，大肌肉萎缩，胸中满是胀气，呼吸不顺畅，心中疼痛，疼痛牵引肩背和后颈，大概一个月就要死亡了。要是真脏脉出现了，就能判断出死亡的日期。大骨头枯槁，大肌肉萎缩，胸中满是胀气，呼吸不顺畅，心中疼痛，疼痛牵引肩背和后颈，肌肉瘦削，身体发热，肘、膝后的肌肉溃破，要是真脏脉出现了，十个月内就会死亡。大骨头枯槁，大肌肉萎缩，两肩下垂，肌肉消瘦，动作迟缓，真脏脉出现，一年内就会死亡，要是真脏脉出现了，就能判断出死亡的日期。大骨头枯槁，大肌肉萎缩，胸中满是胀气，腹中疼痛，心中不安宁，周身发热，肘、膝后肌肉溃破，全身肌肉瘦削，眼眶凹陷，要是真脏脉出现，眼睛看不见人，立刻就会死亡；即使能看见人，到了病脏所不能胜过的时日，也会死亡。正气暴虚，又突然感受外邪，五脏气机阻闭，脉道不通，正气不能往来流行，犹如无意中掉到深渊，这种突发性疾病，不易预测死亡的日期。如果脉搏断绝不来或脉搏呼吸间搏动五六次的，形体肌肉虽然不瘦脱，真脏脉也没出现，但还是会死亡的。

　　肝脏的真脏脉象，浮取和沉取都劲急有力，就像摸刀口一样硬而锐利可怕或像按绷得很紧的琴瑟弦，患者面色青白无光泽，须发焦枯断折，就是要死亡了。心脏的真脏脉象，坚硬而搏指有力，就像按薏苡子一样圆滑，患者面色红中带暗黑且无光泽，须发枯焦断折，就是要死亡了。肺脏的真脏脉象，脉大而虚软无力，就像用羽毛轻轻地触摸人的皮肤，患者面色白中带红且无光泽，须发焦枯断折，就是要死亡了。肾脏的真脏脉象，搏击而欲断绝，像是用手弹石块一样坚硬不柔和，患者面色黑中带黄且无光泽，须发焦枯断折，就是要死亡了。脾脏的真脏脉象，软弱而忽快忽慢，患者面色黄中带青且无光泽，须发焦枯断折，就是要死亡了。一旦真脏脉出现，患者就快死亡了，不容易治好的。

## 真脏脉主死的原因

▶原文

黄帝曰：见真脏曰死，何也？

岐伯曰：五脏者，皆禀气于胃，胃者五脏之本也；脏气者，不能自致于手太阴，必因于胃气，乃至于手太阴也。故五脏各以其时，自为而至于手太阴也。故邪气胜者，精气衰也。故病甚者，胃气不能与之俱①至于手太阴，故真脏之气独见，独见者，病胜②脏也，故曰死。

帝曰：善。

▶译文

黄帝道：见到真脏脉象，就要死亡，是什么道理？

岐伯回答说：五脏的营养，都赖于胃腑水谷之精微，因此胃是五脏的根本。故五脏之脏脉气，不能自行到达于手太阴寸口，必须赖借胃气的敷布，才能达于手太阴。所以五脏之气能够在其所主之时，出现于手太阴寸口，就是有了胃气。如果邪气胜，必定使精气衰。所以病气严重时，胃气就不能与五脏之气一起到达手太阴，而为某一脏真脏脉象单独出现，真脏独见，是邪气胜而脏气伤，所以说是要死亡的。

黄帝道：很好。

▶注释

①俱：一齐。

②胜：胜过。

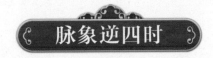

## 脉象逆四时

▶原文

黄帝曰：凡治病察其形气色泽，脉之盛衰，病之新故，乃治之无后其时。形气相得，谓之可治，色泽以浮，谓之易已；脉从四时，谓之可治；脉弱以滑，是有胃气，命曰易治，取之以时；形气相失，谓之难治；色夭不泽，谓之难已；

脉实以坚，谓之益甚；脉逆四时，为不可治，必察四难，而明告之。

所谓逆四时者，春得肺脉，夏得肾脉，秋得心脉，冬得脾脉；其至皆悬绝沉涩者，命曰逆四时。未有脏形，于春夏而脉沉涩，秋冬而脉浮大，名曰逆四时也。

病热脉静；泄而脉大；脱血而脉实；病在中，脉实坚，病在外，脉不实坚者；皆难治。

▶译文

黄帝道：大凡治病，必先诊察形体盛衰，气之强弱，色之润枯，脉之虚实，病之新久，然后及时治疗，不能错过时机。形体与神气表现相一致时，就可治疗；面色光润鲜明，病亦易愈；脉搏与四时相适应，亦为可治；脉来弱而流利，是有胃气的现象，病亦易治，必须抓紧时间进行治疗。形体与神气表现不一致时，就难治；面色枯槁，没有光泽，病亦难愈；脉实而坚，病必加重，脉与四时相逆，为不可治。必须审察这四种难治之证，而且清楚地告诉患者。

所谓脉与四时相逆，是春见到肺脉，夏见到肾脉，秋见到心脉，冬见到脾脉，其脉皆悬绝无根，或沉涩不起，这就叫作逆四时。如五脏脉气不能随着时令表现于外，在春夏的时令，反见沉涩的脉象，秋冬的时令，反见浮大的脉象，这也叫作逆四时。

得热性病脉象反安静，得泄泻脉象反大，大失血的患者脉象反坚实，病在里脉象反坚实，病在外脉象反而不坚实，这些脉象与证候相反的情况是难以治疗的。

五实与五虚

▶原文

黄帝曰：余闻虚实以决死生，愿闻其情？

岐伯曰：五实死，五虚死。

帝曰：愿闻五实五虚？

岐伯曰：脉盛，皮热，腹胀，前后不通，闷瞀，此谓五实。脉细，皮寒，气少，泄利前后，饮食不入，此谓五虚。

帝曰：其时有生者何也？

岐伯曰：浆粥入胃，泄注止，则虚者活；身汗得后利，则实者活。此其候也。

▶**译文**

黄帝道：我听说根据虚实可判别是死是生，想听听这方面的情况。

岐伯说：五实死，五虚亦死。

黄帝道：请问什么叫作五实、五虚？

岐伯说：脉象盛大，皮肤发热，腹部胀大，大小便不通，目眩烦闷，就是五实证；脉搏细弱，皮肤寒冷，少气不够喘息，大小便泄利，不能进饮食，就是五虚证。

黄帝道：五实、五虚，有时亦有痊愈的，又是什么道理？

岐伯说：如患者喝了稀粥，泄泻停止了，表明胃气渐渐恢复，这就是五虚证也有痊愈的可能；如患者身上汗出，大便通利泻，表明病邪外出，所以五实证也有痊愈的可能。这是五实证和五虚证的表现。

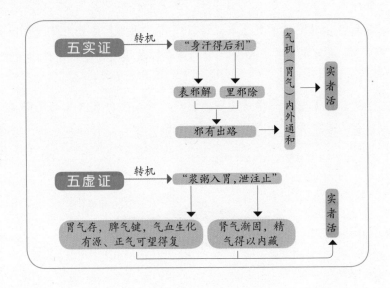

# 宣明五气篇：五味与五脏的关系

●导读

本篇是对五行的归纳小结，讲述了五行之气对人的影响。包括：五味所入、五气所病、五精所并、五脏所恶、五脏化液、五味所禁、五劳所伤，以及五脏脉象等。

五气对人的影响

▶原文

五味所入：酸入肝，辛入肺，苦入心，咸入肾，甘入脾，是谓五入。

五气所病：心为噫，肺为咳，肝为语，脾为吞，肾为欠为嚏，胃为气逆为哕为恐，大肠小肠为泄，下焦溢为水，膀胱不利为癃<sup>①</sup>，不约为遗溺，胆为怒，是谓五病。

五精所并：精气并于心则喜，并于肺则悲，并于肝则忧，并于脾则畏，并于肾则恐，是谓五并，虚而相并者也。

五脏所恶：心恶热，肺恶寒，肝恶风，脾恶湿，肾恶燥，是谓五恶。

五脏化液：心为汗，肺为涕，肝为泪，脾为涎，肾为唾，是谓五液。

五味所禁：辛走气，气病无多食辛；咸走血，血病无多食咸；苦走骨，骨病无多食苦；甘走肉，肉病无多食甘；酸走筋，筋病无多食酸。是谓五禁，无令多食。

五病所发：阴病发于骨，阳病发于血，阴病发于肉，阳病发于冬，阴病发于夏，是谓五发。

五邪所乱：邪入于阳则狂，邪入于阴则痹；搏阳则为巅疾，搏阴则为瘖；阳入之阴则静，阴出之阳则怒。是谓五乱。

五邪所见：春得秋脉，夏得冬脉，长夏得春脉，秋得夏脉，冬得长夏脉，名曰阴出之阳，病善怒不治。是谓五邪，皆同命死不治。

五脏所藏：心藏神，肺藏魄，肝藏魂，脾藏意，肾藏志，是谓五脏所藏。

五脏所主：心主脉，肺主皮，肝主筋，脾主肉，肾主骨，是谓五脏所主。

五劳所伤：久视伤血，久卧伤气，久坐伤肉，久立伤骨，久行伤筋，是谓五劳所伤。

五脉应象：肝脉弦，心脉钩，脾脉代，肺脉毛，肾脉石，是谓五脏就应象。

▶译文

五味入胃后，先入所喜脏腑，酸味入肝脏，辛味入肺脏，苦味入心脏，咸味入肾脏，甜味入脾脏，这就是五味所入。

五脏之气失调后所发生的病变：心气失调则嗳气；肺气失调则咳嗽；肝气失调则多言；脾气失调则吞酸；肾气失调则为哈欠、喷嚏；胃气失调则为气逆为哕，或有恐惧感；大肠、小肠病则不能泌别清浊，传送糟粕，而为泄泻；下焦不能通调水道，则水液泛溢于皮肤而为水肿；膀胱之气化不利，则为癃闭，不能约制，则为遗尿；胆气失调则易发怒。这是五脏之气失调而发生的病变。

五脏之精气相并所发生的疾病：精气并于心则喜，精气并于肺则悲，精气并于肝则忧，精气并于脾则畏，精气并于肾则恐。这就是所说的五并，都是由于五脏乘虚相并所致。

五脏化生的液体：心之液化为汗，肺之液化为涕，肝之液化为泪，脾之液化为涎，肾之液化为唾，这是五脏化生的五液。

五味所禁：辛味走气，气病不可多食辛味；咸味走血，血病不可多食咸味；苦味走骨，骨病不可多食苦味；甜味走肉，肉病不可多食甜味；酸味走筋，筋病不可多食酸味。这就是五味的禁忌，不可使之多食。

五种病的发生：阴病发生于骨，阳病发生于血，阴病发生于肉，阳病发生于冬，阴病发生于夏，这是五病所发。

五邪所乱：邪入于阳分，则阳偏盛，而发为痹病；邪搏于阳则阳气受伤，而发为癫疾；邪搏于阴侧则阴气受伤，而发为喑哑之疾；邪由阳而入于阴，则从阴而为静；邪由阴而出于阳，则从阳而为怒。这就是所谓五乱。

五脏克贼之邪所表现的脉象：春天见到秋天的毛脉，是金克木；夏天见到冬天的石脉，是水克火；长夏见到春天的弦脉，是木克土；秋天见到夏天的洪脉，是火克金；冬天见到长夏的濡缓脉，是土克水。这就是所谓的五邪脉。其预后相同，都属于不治的死证。

五种过度的疲劳可以伤耗五脏的精气：久视则劳于精气而伤血，久卧则阳气不伸而伤气，久坐则血脉灌输不畅而伤肉，久立则劳于肾及腰、膝、胫等而伤骨，久行则劳于筋脉而伤筋，这就是五劳所伤。

五脏应四时的脉象：肝脏应春，端直而长，其脉象弦；心脉应夏，来盛去衰，其脉象钩；脾旺于长夏，其脉弱，随长夏而更代；肺脉应秋，轻虚而浮，其脉象毛；肾脉应冬，其脉沉坚象石。这就是所谓的应于四时的五脏平脉。

▶注释

①癃：小便不利。

五行
合身图

中国古代医学先驱一开始就将五行学说引入了医学领域，并以此与人体的五脏、人的五神、社会的五常、自然界的五声等一一对应，并以此来解释医学中的一些现象，并根据五行相生相克的原理来寻找治疗疾病的方法。

水金土火木
智义信礼仁
精魄意神魂
声味形色臭
肾肺脾心肝

| 骨 | 皮 | 合内 } 脉 | 筋 |
| 发 | 毛 | 荣唇 } 色 | 爪 |
| 唾 | 涕 | 液涎 } 汗 | 泪 |
| 耳 | 鼻 | 窍口 } 舌 | 目 |
| 呻 | 哭 | 声歌 } 言 | 呼 |
| 腐 | 腥 | 臭香 } 焦 | 臊 |
| 咸 | 辛 | 味甘 } 苦 | 酸 |
| 恐 | 忧 | 志思 } 喜 | 怒 |

# 八正神明论篇：针刺也要有规律

●导读

本篇论述了天地日月、四时八风八正之气对人体气血的影响，提出了针刺时必须遵循天地阴阳变化的规律，讲述了针刺补泻的原则和方法，指出对于疾病要早诊断、早发现、早治疗。

## 针刺的方法和准则

▶原文

黄帝问曰：用针之服，必有法则焉，今何法何则？

岐伯对曰：法天则地，合以天光。

帝曰：愿卒闻之。

岐伯曰：凡刺之法，必候日月星辰，四时八正①之气，气定乃刺之。是故天温日明，则人血淖液，而卫气浮，故血易泻，气易行；天寒日阴，则人血凝泣，而卫气沉。月始生，则血气始精，卫气始行；月郭满，则血气实，肌肉坚；月郭空，则肌肉减，经络虚，卫气去，形独居，是以因天时而调血气也。是以天寒无刺，天温无疑；月生无泻，月满无补；月郭空无治，是谓得时而调之。因天之序，盛虚之时，移光定位，正立而待之。故曰月生而泻，是谓脏虚；月满而补，血气盈溢；络有留血，命曰重实；月郭空而治，是谓乱经。阴阳相错，真邪不别，沉以留止，外虚内乱，淫邪乃起。

帝曰：星辰八正何候？

岐伯曰：星辰者，所以制日月之行也。八正者，所以八风之虚邪以时至者也。四时者所以春秋冬夏之气所在，以时调之也。八正之虚邪而避之勿犯也。以身之虚而逢天之虚，两虚相感，其气至骨，入则伤五脏，工候救之，弗能伤也。故曰：天忌不可不知也。

帝曰：善。其法星辰者，余闻之矣，愿闻法往古者。

岐伯曰：法往古者，先知针经也，验于来今者，先知日之寒温，月之虚盛，以候气之浮沉，而调之于身，观其立有验也。

观其冥冥者，言形气营卫之不形于外，而工独知之。以日之寒温，月之虚盛，四时气之浮沉，参伍相合而调之，工常先见之。然而不形于外，故曰观于冥冥焉！通于无穷者，可以传于后世也。是故工之所以异也。然而不形见于外，故俱不能见也。视之无形，尝之无味，故谓冥冥，若神髣佛。

▶译文

黄帝问道：用针的技术，必然有一定的方法准则，究竟有什么方法，什么准则呢？

岐伯回答说：要在一切自然现象的演变中去体会。

黄帝道：愿详尽地了解一下。

岐伯说：凡针刺之法，必须观察日月星辰盈亏消长及四时八正之气候变化，方可运用针刺方法。所以气候温和，日色晴朗时，则人的血液流行滑润，而卫气浮于表，血容易泻，气容易行；气候寒冷，天气阴霾，则人的血行也滞涩不畅，而卫气沉于里。月亮初生的时候，血气开始流利，卫气开始畅行；月正圆的时候，则人体血气充实，肌肉坚实；月黑无光的时候，肌肉减弱，经络空虚，卫气衰减，形体独居。所以要顺着天时而调血气。因此天气寒冷，不要针刺；天气温和，不要迟缓，月亮初生的时候，不可用泻法；月亮正圆的时候，不可用补法；月黑无光的时候，不要针刺。这就是所谓顺着天时而调治气血的法则。因天体运行有一定顺序，故月亮有盈亏盛虚，观察日影的长短，可以定四时八正之气。所以说：月牙初生时而泻，就会使内脏虚弱；月正圆时而补，使血气充溢于表，以致络脉中血液留滞，这叫作重实；月黑无光的时候用针刺，就会扰乱经气，叫作乱经。这样的治法必然引起阴阳相错，真气与邪气不分，使病变反而深入，致卫外的阳气虚竭，内守的阴气紊乱，淫邪就要发生了。

黄帝道：星辰八正观察些什么？

岐伯说：观察星辰的方位，可以定出日月循行的度数。观察八节常气的交替，可以测出异常八方之风，是什么时候来的，是怎样为害于人的。观察四时，可以分别春夏秋冬正常气候之所在，以便随时序来调养，可以避免八方不正之气候，不受其侵犯。假如虚弱的体质，再遭受自然界虚邪贼风的侵袭，两虚相感，邪气就可以侵犯筋骨,再深入一步,就可以伤害五脏。懂得气候变化治病的医生,就能及时挽救患者,不至于受到严重的伤害。所以说天时的宜忌,不可不知。

黄帝道:讲得好!关于取法于星辰的道理,我已经知道了,希望你讲讲怎样效法于前人?

岐伯说:要取法和运用前人的学术,先要懂得《针经》。要想把古人的经验验证于现在,必先要知道日之寒温,月之盈亏,四时气候的浮沉,而用以调治于患者,就可以看到这种方法是确实有效的。

所谓观察其冥冥,就是说营卫气血的变化虽不显露于外,而医生却能懂得,从日之寒温,月之盈亏,四时气候之浮沉等,进行综合分析,做出判断,然后进行调治。因此医生对于疾病,每有先见之明,然而疾病并未显露于外,所以说这是观察其冥冥。能够运用这种方法,通达各种事理,他的经验就可以流传于后世,这是学识经验丰富的医生不同于一般人的地方。然而病情是不显露在表面,所以一般人都不容易发现,看不到形迹,尝不出味道,所以叫作冥冥,好像神灵一般。

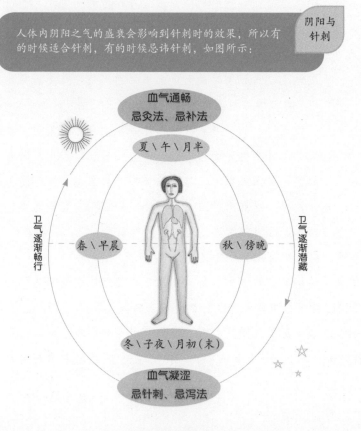

▶注释

①八正：一指春分、秋分、夏至、冬至、立春、立夏、立秋、立冬八个节气。一指东、南、西、北、东南、西南、东北、西北八个方向。文中此处所指为后者。

## 虚邪和正邪

▶原文

虚邪者，八正之虚邪气也；正邪者，身形若用力汗出，腠理开，逢虚风，其中人也微。故莫知其情，莫见其形。上工救其萌芽，必先见三部九候之气，尽调不败而救之，故曰上工。下工救其已成，救其已败，救其已成者，言不知三部九候之相失，因病而败之也，知其所在者，知诊三部九候之病脉处而治之，故曰守其门户焉。莫知其情，而见邪形也。

▶译文

虚邪，就是四时八节的虚邪贼风。正邪，就是人在劳累时汗出腠理开，偶尔遭受虚风。正邪伤人轻微，没有明显的感觉，也无明显病状表现，所以一般医生观察不出病情。技术高明的医生，在疾病初起，三部九候之脉气都调和而未败坏之时，就给予早期救治，所以称为"上工"。"下工"临证，是要等疾病已经形成，甚或至于恶化阶段，才进行治疗。所以说下工要等到病成阶段才能治疗，是因为不懂得三部九候的相得相失，致使疾病发展而恶化了。要明了疾病之所在，必须从三部九候的脉象中详细诊察，知道疾病的变化，才能进行早期治疗。所以说掌握三部九候，好像看守门户一样的重要，虽然外表尚未见到病情，而医者已经知道疾病的形迹了。

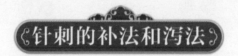

## 针刺的补法和泻法

▶原文

帝曰：余闻补泻，未得其意。

岐伯曰：泻必用方，方者，以气方盛也。以月方满也，以日方温也，以身方定也，以息方吸而内针，乃复候其方吸而转针，乃复候其方呼而徐引针，故曰泻必用方，其气而行焉。补必用员，员者行也，行者移也。刺必中其荣，复以吸排针也。故员与方，非针也。故养神者，必知形之肥瘦，营卫血气之盛衰。血气者，人之神，不可不谨养。

▶译文

黄帝说：我听说针刺有补有泻，但不了解其深刻含义。

岐伯说：泻法必须掌握一个"方"字。所谓"方"，就是正气方盛，月亮方满，天气方温和，身心方稳定的时候，并且要在患者吸气的时候进针，再等到他吸气的时候转针，还要等他呼气的时候慢慢地拔出针来。所以说泻必用方，才能发挥泻的作用，使邪气泻去而正气运行。补法必须掌握一个"圆"字。所谓"圆"，就是行气。行气就是导移其气以至病所，刺必要中其穴，还要在患者吸气时拔针。所谓"圆"与"方"，并不是指针的形状。一个技术高超有修养的医生，必须明了患者形体的肥瘦，营卫血气的盛衰。因为血气是人之神的物质基础，不可不谨慎地保养。

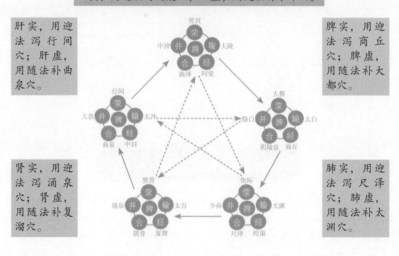

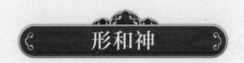

形和神

▶原文

帝曰：妙乎哉论也，合人形于阴阳四时，虚实之应，冥冥之期，其非夫子孰能通之。然夫子数言形与神，何谓形？何谓神？愿卒闻之。

岐伯曰：请言形，形乎形，目冥冥，问其所病，索之于经，慧然在前，按之不得，不知其情，故曰形。

帝曰：何谓神？

岐伯曰：请言神，神乎神，耳不闻，目明，心开而志先，慧然独悟，口弗能言，俱视独见，适若昏，昭然独明，若风吹云，故曰神。三部九候为之原，九针之论，不必存也。

▶译文

黄帝道：多么奥妙的论述啊！把人身变化和阴阳四时虚实联系起来，这是非常微妙的结合，要不是先生，谁能够弄得懂呢！然而先生屡次说道形与神，究竟什么叫形？什么叫神？请你详尽地讲一讲。

岐伯说：请让我先讲形。所谓形，就是反映于外的体征，体表只能察之概况，但只要问明发病的原因，再仔细诊察经脉变化，则病情就清楚地摆在面前，要是按寻之仍不可得，那么便不容易知道他的病情了，因外部有形迹可察，所以叫作形。

黄帝道：什么叫神？

岐伯说：请让我再讲神。所谓神，是指耳朵虽未听到，眼睛也虽未看到，但内心却很清楚地领悟到了，不能用口表达出来。虽有很多人在观察，却只有我一人见到了，原来还很模糊，现在突然变得很清楚了，就好像风吹浮云一样，所以叫作"神"。以三部九候诊法为本源，能够领悟出神的妙用，《九针》的理论不必拘守。

# 天元纪大论篇：五运六气话养生

●导读

本篇论述了五运六气学说的一些基本法则，并指出了五运六气与四时气候变化、万物生长衰老死灭的关系。

## 五运与三阴三阳的关系

▶原文

黄帝问曰：天有五行御①五位，以生寒暑燥湿风。人有五脏化五气，以生喜怒思忧恐。论言五运相袭，而皆治之，终期之日，周而复始，余已知之矣。愿闻其与三阴三阳之候奈何合之？

鬼臾区②稽首再拜对曰：昭乎哉问也。夫五运阴阳者，天地之道也，万物之纲纪，变化之父母，生杀之本始，神明之府也，可不通乎。故物生谓之化，物极谓之变；阴阳不测谓之神；神用无方，谓之圣。夫变化之为用也，在天为玄，在人为道，在地为化，化生五味，道生智，玄生神。神在天为风，在地为木；在天为热，在地为火；在天为湿，在地为土；在天为燥，在地为金；在天为寒，在地为水。故在天为气，在地成形，形气相感，而化生万物矣。然天地者，万物之上下也。左右者，阴阳之道路也。水火者，阴阳之征兆也。金木者，生长之终始也。气有多少，形有盛衰，上下相召③，而损益彰矣。

▶译文

黄帝问道：天有木、金、火、水、土五行，它们分别主管着东、西、南、北、中五个方位，因而产生了寒、暑、燥、湿、风等五时之气。人有心、肝、脾、肺、肾五脏，它们化生为五脏之气，从而产生了喜、怒、思、忧、恐等情感活动。《六节藏象论》中曾说过，五运之气递相承袭，分别主管着一定的时令，一年为一个周期，一年过去又重新开始，这些内容，我已经知道了，还想听您讲讲五运与三阴、三阳的关系。

鬼臾区叩头连拜了两次后回答说：您问得真高明啊！五运的运转和阴阳的对立统一是天地间的普遍规律，是一切事物的根本法则，是事物变化的起源，是事物生杀的根本，是事物发生神奇变化的发源地，怎么能不掌握这些道理呢？所以，把万物的发生、成长称为"化"，把事物生长，发展到极点称为"变"，把阴阳变化不可猜测称为"神"，把灵活运用神的作用而不拘一格称为"圣"。

自然界阴阳变化的作用，在上天表现为玄远，在人体表现为道化，在大地表现为造化，造化产生五味，规律产生才智，玄远产生神明。神明在天成为风，在地成为木；在天成为热，在地成为火；在天成为湿，在地成为土；在天成为燥，在地成为金；在天成为寒，在地成为水。总的说来，在天为风、热、湿、燥、寒无形的五气，在地则成为木、火、土、金、水有形的五行。气与行相互感应，便产生了世间万物。这样看来，天地是自然万物的生存空间，左右是阴阳升降的道路，水、火是阴阳的征象，金、木是万物产生和终结的时限。气有多有少，行有盛有衰，气与行上下感召，就会显现出不足和有余的种种迹象。

五运与三阴三阳

五运指的是木、火、土、金、水。五运与三阴三阳的关系如图所示。五运的运转和阴阳的对立统一是天地万物的普遍规律和根本法则。

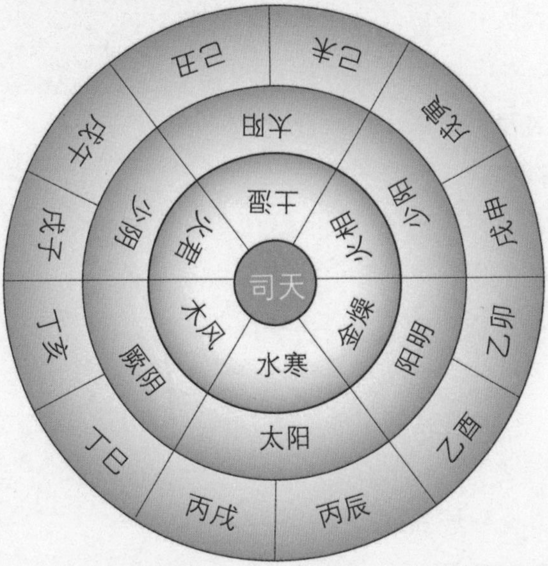

▶注释

①御：统御的意思。

②鬼臾区：又作鬼容区，号大鸿。传说上古医家，黄帝臣，曾佐黄帝发明五行，详论脉经，于难经究尽其义理，以为经论。

③上下相召：上，指天；下，指地。意思是天地之气相互感应。

# 五运主管四时

▶原文

帝曰：愿闻五运之主时也如何？

鬼臾区曰：五气运行，各终期日，非独主时也。

帝曰：请问其所谓也。

鬼臾区曰：臣稽考太始天元册文曰：太虚廖廓，肇基化元，万物资始，五运终天，布气真灵，总统坤元，九星悬朗，七曜周旋。曰阴曰阳，曰柔曰刚，幽显既位，寒暑弛张，生生化化，品物咸章，臣斯十世，此之谓也。

▶译文

黄帝说道：很想听您谈谈五运是如何主管四时的。

鬼臾区回答说：五行之气的运行，每一行各主一年三百六十五天，而并不是只主一年当中的某一时令。

黄帝说：很想听您讲讲其中的道理。

> 运气学说是《内经》中的重要学说。五运即五行木、火、土、金、水，分别对应初运、二运、三运、四运、终运。五运之气的运行，导致了一年四季的形成。也可以大运来代表全年的总体态势（即用一行代表一年），推测该年的气候、物候等的变化趋势。

五运主管四时

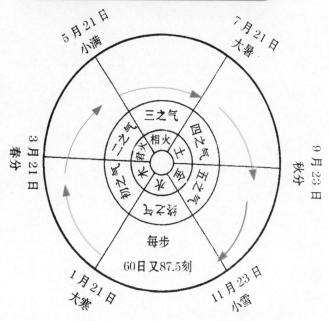

鬼臾区说：我长期研究《太始天元册》这本古书，上有记载：空旷无边的太空，是物质化生的基础和本源。是万物生成的开始，五运统领着每一年，布达天元真灵之气，统管万物生长的根源。九星悬照于天空，七星在那里环周绕旋，于是天道产生了阴阳的变化。天地有刚柔的区别，昼夜有幽暗与明朗的交替，四时有寒暑交替的次序，这样生化不息，自然万物就都明显地表现出来了。我家祖传十代人，所研究的就是我所说的这些内容。

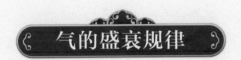

## 气的盛衰规律

▶原文

帝曰：善。何谓气有多少，形有盛衰？

鬼臾区曰：阴阳之气，各有多少，故曰三阴三阳也。形有盛衰，谓五行之治，各有太过不及也。故其始也，有余而往，不足随之；不足而往，有余从之。知迎知随，气可与期。应天为天符，承岁为岁直，三合①为治。

▶译文

黄帝说：讲得好。气有多少和形有盛衰又该如何理解呢？

鬼臾区说：阴气和阳气各有多少的不同，所以就有了三阴和三阳的区别。所谓形有盛衰，是说五运分主各岁之运，都有太过和不及的情况。所以如果前面一年的岁运是太过的，紧跟着的下一年的岁运就是不及的。相反，如果前面一年的岁运是不及的，紧跟着的下一年的岁运就是太过的。知道了有余和不足相互迎送的关系，便可以推算出气的来临时间了。一年的中运之气符合一年中的司天之气，就称为"天符"；一年的中运之气符合一年中的岁支之气，就称为"岁直"；一年的中运之气与司天之气、岁支之气皆符合，就称为"三合"。

▶注释

①三合：中运与司天、年支都相符的年份，也叫作"太乙天符"。

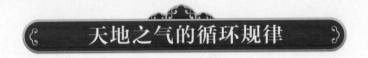

## 天地之气的循环规律

▶原文

帝曰：上下相召奈何？

鬼臾区曰：寒暑燥湿风火，天之阴阳也，三阴三阳上奉之。木火土金水，地之阴阳也，生长化收藏下应之。天以阳生阴长，地以阳杀阴藏。天有阴阳，地亦有阴阳。木火土金水火①，地之阴阳也，生长化收藏，故阳中有阴，阴中有阳。所以欲知天地之阴阳者，应天之气，动而不息，故五岁而右迁；应地之气，静而守位，故六期而环会。动静相召，上下相临，阴阳相错，而变由生也。

帝曰：上下周纪，其有数乎？

鬼臾区曰：天以六为节，地以五为制。周天气者，六期为一备；终地纪者，五岁为一周。君火以明，相火以位。五六相合，而七百二十气为一纪，凡三十岁，千四百四十气，凡六十岁，而为一周，不及太过，斯皆见矣。

帝曰：夫子之言，上终天气，下毕地纪，可谓悉矣。余愿闻而藏之，上以治民，下以治身，使百姓昭着，上下和亲，德泽下流，子孙无忧，传之后世，无有终时，可得闻乎？

鬼臾区曰：至数之机，迫迮以微，其来可见，其往可追，敬之者昌，慢之者亡，无道行弘，必得天殃。谨奉天道，请言真要。

帝曰：善言始者，必会于终，善言近者，必知其远，是则至数极而道不惑，所谓明矣。愿夫子推而次之，令有条理，简而不匮，久而不绝，易用难忘，为之纲纪。至数之要，愿尽闻之。

鬼臾区曰：昭乎哉问？明乎哉道！如鼓之应桴，响之应声也。臣闻之，甲已之岁，土运统之；乙庚之岁，金运统之；丙辛之岁，水运统之；丁壬之岁，木运统之；戊癸之岁，火运统之。

▶译文

黄帝问道：天气、地气是如何上下相感召的呢？

鬼臾区说：寒、暑、燥、湿、风、火是天上的阴阳，人身的三阴和三阳与之对应；木、火、土、金、水是地上的阴阳，生、长、化、收、藏与之对应。天凭借它们而阳生阴长，地依靠它们而阳杀阴藏。天有阴有阳，地也有阴有阳。天为阳，阳中有阴；地为阴，阴中有阳。所以要想弄清楚天地阴阳的内容，就要顺应天之六气，运转不息，因此经过五年就向右迁移一步；顺应地之五行，相对静止，所以六年可循环一周。天动与地静相互感召，上下相互配合，阴阳相互交错，变化由此而产生。

黄帝问道：天地循环运行有没有一定常数呢？

鬼臾区说：司天之气循行，以六为常数，地之五运以五为常数，所以司天之六气循环一周需要六年，地之五运循环一周需要五年。君火确定名分，相火主管气运。五和六的最小公倍数是三十，共有七百二十个节气，称为一纪。一千四百四十个节气，也就是六十年，这样称为一周，其中的不及和太过都可以显现出来了。

黄帝道：先生的言论，上可终尽天气，下可穷尽地纪，真可以说论述得很全面了，我愿把所听之话珍藏于心里，上用来治疗人民的疾病，下用来保养自己的身体，使老百姓都明白，上下和谐亲密，德泽传于后世，子孙无忧虑，继传于后世，代代相传，没有终了的时候。您能不能给我讲讲如何运用这个道理来防治疾病呢？

鬼臾区说：五运与六气演化的常数，有一定的规律，它们是非常微妙的。它到来时，是可以看得到的，它逝去时，也是可以追寻的。遵循它的演变规律的人就会昌盛，违背和无视它的演变规律的人就会灭亡。天道不讲私情，谁违背它必然会遭到天祸。小心地遵循天道吧，现在请让我根据自然变化规律，说一说其中的真谛要旨吧！

黄帝道：善于讲解事物起源的人，也必然知道事物的终结，善于谈论眼前的人，也必然会知道其将来的发展，只有这样，对五运六气的道理才能深刻理解而不至于迷惑，这样才算是真正明白事理的人。希望先生将这个理论依次推演一下，使它更加有条理一些，简单而不匮乏，长久流传而不断绝，既容易运用又难以忘记。对于这些五运六气的纲要，希望您详尽地讲一讲。

鬼臾区说：您问得真明白呀！运气的理论也是很明了的啊！这个问题对您来说，就好像鼓槌敲鼓立刻就有回响一样，会很快就明白的。我听说是这样的，凡是甲年和己年由土运统管，乙年和庚年由金运统管，丙年和辛年由水运统管，丁年和壬年由木运统管，戊年和癸年由火运统管。

▶注释

①子午之岁，上见少阴：逢子年和午年，少阴司天，因三阴三阳为六气之上奉于天，所以称为"上见"。

②木火土金水火：五行本是五个，而此为六个，是因为火分君火与相火，所以火有二。

# 五运与三阴三阳的配合

▶**原文**

　　帝曰：其于三阴三阳合之奈何？

　　鬼臾区曰：子午之岁，上见少阴[①]；丑未之岁，上见太阴；寅申之岁，上见少阳；卯酉之岁，上见阳明；辰戌之岁，上见太阳；巳亥之岁，上见厥阴。少阴所谓标也，厥阴所谓终也。厥阴之上，风气主之；少阴之上，热气主之；太阴之上，湿气主之；少阳之上，相火主之；阳明之上，燥气主之；太阳之上，寒气主之。所谓本也，是谓六元。

　　帝曰：光乎哉道，明乎哉论！请着之玉版、藏之金匮，署曰天元纪。

▶**译文**

　　黄帝道：五运与三阴、三阳又是怎样配合的呢？

　　鬼臾区说：子年和午年为少阴司天，丑年和未年为太阴司天，寅年和申年为少阳司天，卯年和酉年为阳明司天，辰年和戌年为太阳司天，巳年和亥年为厥阴司天。年支的阴阳次序，始于少阴而终于厥阴。风为厥阴的本气，热为少阴的本气，湿为太阴的本气，相火为少阳的本气，燥为阳明的本气，寒为太阳的本气。风、热、湿、火、燥、寒为三阴三阳的本气，因它们都是由天元一气所化生，所以又将它们叫作"六元"。

　　黄帝道：这个道理您讲得多么清楚明白啊！我要把它刻在玉版上，把玉版藏于金匮中，并命名为"天元纪"。

五气经天
化五运

五气即丹天之气、黅天之气、苍天之气、素天之气、玄天之气。五气在天，分别横布于一定的方向（参看下文），其中，戊分和己分，分别正对着奎、壁二宿和角、轸二宿，被称为天门地户。五气在天的横布又化生出五运。五气在天可以作为观察气候变化和自然规律的依据。

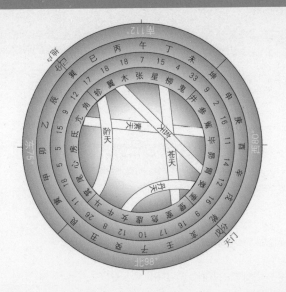

五运图

五运即土、金、水、木、火。《内经》认为，一年中哪一运主岁，那一年的气候变化和人体脏腑的变化就会表现出与它相应的五行特性。即：甲己之岁，土运统之；乙庚之岁，金运统之；丙辛之岁，水运统之；丁壬之岁，木运统之；戊癸之岁，火运统之。

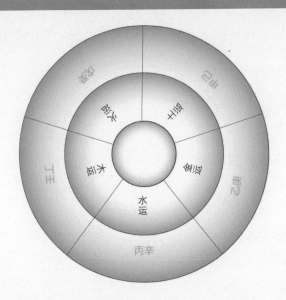

# 至真要大论篇：人体与天地变化

●导读

------------------------------------------------

　　本篇主要讨论了五运六气的有关概念及六气变化所致疾病的机理、证候、诊断、治法等。并讨论了方剂的配伍、佐制、服法、禁忌等。进而概括出著名的"病机十九条"等重要医学内容。

## 《六气主岁时的情况》

▶原文

　　黄帝问曰：五气交合，盈虚更作①，余知之矣。六气分治，司天地者，其至何如？

　　岐伯再拜对曰：明乎哉问也。天地之大纪，人神之通应也。

　　帝曰：愿闻上合昭昭，下合冥冥奈何？

　　岐伯曰：此道②之所主，工之所疑也。

　　帝曰：愿闻其道也。

　　岐伯曰：厥阴司天，其化以风；少阴司天，其化以热；太阴司天，其化以湿；少阳司天，其化以火；阳明司天，其化以燥；太阳司天，其化以寒，以所临脏位，命其病者也。

　　帝曰：地化奈何？

　　岐伯曰：司天同候，间气皆然。

　　帝曰：间气何谓？

　　岐伯曰：司左右者是谓间气也。

　　帝曰：何以异之？

　　岐伯曰：主岁者纪岁，间气者纪步也。

　　帝曰：善。岁主奈何？

　　岐伯曰：厥阴司天为风化，在泉为酸化，司气③为苍化，间气为动化。少阴司天为热化，在泉为苦化，不司气化，居气④为灼化。太阴司天为湿化，在泉为甘化，司气为黅化，间气为柔化。少阳司天为火化，在泉为苦化，司气为丹化，间气为明化。阳明司天为燥化，在泉为辛化，司气为素化，间气为清化。太阳司天为寒化，在泉为咸化，司气为玄化，间气为藏化。故治病者，必明六化分治，五味五色所生，五脏所宜，乃可以言盈虚病生之绪也。

▶**译文**

黄帝问道：五运相互交和主岁，太过不及交替为用，我已经知道了。六气分治一年中，主管司天在泉，其气来时是怎样的？

岐伯再拜说：问得多么英明啊！这是自然变化的基本规律，人体的机能活动是与天地变化相适应的。

黄帝道：人体与司天在泉之气相适应的情况是怎样的呢？

岐伯说：这是受自然规律所主宰的，是一般医生疑惑难明的。

黄帝道：我要知道它的道理。

岐伯说：厥阴司天，气从风化；少阴司天，气从热化；太阴司天，气从湿化；少阳司天，气从火化；阳明司天，气从燥化；太阳司天，气从寒化。根据客气所临的脏位，来确定其疾病。

黄帝道：在泉之气的气化是怎样的？

岐伯说：与司天同一规律，间气也是如此。

黄帝道：间气是怎样的呢？

岐伯说：间气是分别主管司天、在泉之气左右的。

黄帝道：与司天在泉有何分别？

岐伯说：司天在泉主岁之气，主管一年的气化，间气之气，主一步（六十日）的气化。

黄帝道：很对！一岁之中气化的情况是怎样的呢？

岐伯说：厥阴司天，气从风化；在泉，味从酸化；在主岁运时，从苍化；在间气，从动化。少阴司天，气从热化；在泉，味从苦化；它不主岁运；在间气，从灼化。太阴司天，气从湿化；在泉，味从甘化；在主岁运时，从黄化；在间气，从柔化。少阳司天，气从火化；在泉，味从苦化；在主岁运时，从赤化；在间气，从明化。阳明司天，气从燥化；在泉，味从辛化；在主岁运时，从白化；在间气，从青化。太阳司天，气从寒化；在泉，味从咸化；在主岁运时，从黑化；在间气，从藏化。所以医生在治病的时候，必须了解六气所主司的气化作用，五味、五色之所生，五脏之所宜，然后才可谈论气的太过、不及和疾病的产生等问题。

▶注释

①盈虚更作：指五运之太过与不及交替作用。

②道：这里指自然规律。

③司气：指五运之气。

④居气：即间气。

# 风化的运行与疾病的治疗

▶原文

帝曰：厥阴在泉，而酸化先，余知之矣。风化之行也何如？

岐伯曰：风行于地，所谓本也，余气同法。本乎天者，天之气也；本乎地者，地之气也。天地合气，六节①分而万物化生矣。故曰：谨候气宜，无失病机②，此之谓也。

帝曰：其主病③何如？

岐伯曰：司岁备物，则无遗主矣。

帝曰：先岁物何也？

岐伯曰：天地之专精④也。

帝曰：司气者何如？

岐伯曰：司气者主岁同然，有余不足也。

帝曰：非司岁物何谓也？

岐伯曰：散也，故质同而升等也。气味有薄厚，性用有躁静，治保有多少，力化有浅深，此之谓也。

帝曰：岁主脏害何谓？

岐伯曰：以所不胜命之，则其要也。

帝曰：治之奈何？

岐伯曰：上淫于下，所胜平之⑤；外淫于内，所胜治之。

帝曰：善。平气何如?

岐伯曰：谨察阴阳所在而调之，以平为期。正者正治，反者反治。

帝曰:夫子言察阴阳所在而调之，论言人迎与寸口相应，若引绳，小大齐等，命曰平。阴之所在寸口，何如?

岐伯曰：视岁南北⑥可知之矣。

帝曰：愿卒闻之。

岐伯曰:北政之岁，少阴在泉，则寸口不应;厥阴在泉，则右不应;太阴在泉，则左不应;南政之岁，少阴司天，则寸口不应;厥阴司天，则右不应;太阴司天，则左不应;诸不应者反其诊则见矣。

帝曰:尺候何如?

岐伯曰：北政之岁，三阴在下，则寸不应，三阴在上，则尺不应。南政之岁，三阴在天，则寸不应，三阴在泉，则尺不应，左右同。故曰知其要者，一言而终，不知其要，流散无穷，此之谓也。

▶译文

黄帝道：厥阴在泉而从酸化，我早就知道了。风的气化运行又怎样呢?

岐伯说：风气行于地，这是本于地之气而为风化，其他火湿燥寒诸气也是这样。因为本属于天的，是天之气，本属于地的，是地之气，天地之气相互通化合，六节之气分而后万

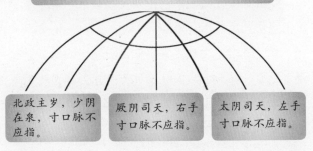

主政者与阴脉的表现

主政者的变化会影响脉搏的变化，导致其中一手寸口的脉不应指。如果出现这种不应指的脉，反其诊即可，即左手不应诊右手，右手不应诊左手。

南政主岁，三阴司天，寸口脉不应指;三阴在泉，尺部脉不应指，左右手脉相同。

北政主岁，少阴在泉，寸口脉不应指。

厥阴司天，右手寸口脉不应指。

太阴司天，左手寸口脉不应指。

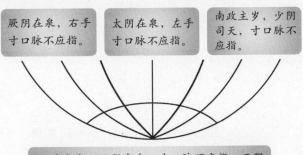

厥阴在泉，右手寸口脉不应指。

太阴在泉，左手寸口脉不应指。

南政主岁，少阴司天，寸口脉不应指。

北政主岁，三阴在泉，寸口脉不应指;三阴司天，尺部脉不应指。

物才能生化。所以说：要谨慎地察候气宜，不可贻误病机。就是这个意思。

黄帝道：主治疾病的药物怎样？

岐伯说：根据岁气来采备其所生化的药物，则药物就不会有所遗漏了。

黄帝道：为什么要采备岁气所生化的药物？

岐伯说：因其能得天地精专之气，故气全而力厚。

黄帝道：不属司岁之气生化的药物，又怎样呢？

岐伯说：其气散而不专。所以非司岁和司岁的药物比较，形质虽同，却有等级上的差别，气味有厚薄之分，性能有躁静之别，疗效有多少的不同，药力所及也有深浅之异。就是这个道理。

黄帝道：主岁之气伤害五脏，应当怎样来说明？

岐伯说：以脏气所不胜之气来说明，就是这个问题的要领。

黄帝道：治疗的方法怎样？

岐伯说：司天之气淫胜于下的，以其所胜之气来平调之；在泉之气淫胜于内的，以其所胜之气来治疗之。

黄帝道：对。负气平和之年怎样呢？

岐伯说：仔细观察阴阳病变之所在，来加以调整，达到平衡为目的。正病用正治法，反病用反治法。

黄帝道：先生说观察阴阳之所在来调治，医论中说人迎和寸口脉相应，像牵引绳索一样大小相等的，称为平脉。那么阴脉所在寸口应该怎样呢？

岐伯说：看主岁是南政还是北政，就可以知道了。

黄帝道：请你详尽地讲给我听。

岐伯说：北政的年份，少阴在泉，则寸口不应；厥阴在泉，则右脉不应；太阴在泉，则左脉不应。南政的年份，少阴司天，则寸口不应；厥阴司天；则右脉不应；太阴司天，则左脉不应。只要是上述不相应的脉，反其诊，那么脉就相应了。

黄帝道：尺部的脉是怎样的？

岐伯说：北政主岁，三阴在泉，寸口脉不应指；三阴司天，尺部脉不应指。南政主岁，三阴司天，寸口脉不应指；三阴在泉，尺部脉不应指，左右手脉相同。所以说，掌握这其中的要领，一句话就能说完，没掌握这其中的要领，谈论就漫无边际，说的就是这个道理。

▶注释

①六节：即六步。

②病机：指疾病发生和发展的机理。

③主病：指主治疾病的药物。

④专精：精粹的意思。

⑤平之：即治疗的意思。

⑥南北：即下文的南政、北政。在北则南面而布北方之政，是谓北政，天气自北而南升。在南则北面而布南方之政，是谓南政，天气自南而北升。唐代王冰认为，木、火、金、水四运为北政，土运为南政。清代著名医学家黄元御则认为，天地之气，东西对待，南北平分，何南政之少而北政之多也？……则十二年中，三年在北，三年在东，三年在南，三年在西。这种观点比较合理。

## 在泉之气侵入人体产生的疾病与治则

▶原文

帝曰：善。天地之气，内淫而病何如？

岐伯曰：岁厥阴在泉，风淫所胜，则地气不明，平野昧，草乃早秀。民病洒洒振寒，善伸数欠，心痛支满，两胁里急，饮食不下，膈咽不通，食则呕，腹胀善噫，得后与气，则快然如衰，身体皆重。

岁少阴在泉，热淫所胜，则焰浮川泽，阴处反明。民病腹中常鸣，气上冲胸、喘、不能久立，寒热皮肤痛，目暝齿痛肿，恶寒发热如疟，少腹中痛，腹大，蛰虫不藏。

岁太阴在泉，草乃早荣，湿淫所胜，则埃昏岩谷，黄反见黑①，至阴之交。民病饮积心痛，耳聋，浑浑焞焞，嗌肿喉痹，阴病血见，少腹痛肿，不得小便，病冲头痛，目似脱，项似拔，腰似折，髀不可以回，腘如结，腨如别。

岁少阳在泉，火淫所胜，则焰明郊野，寒热更至。民病注泄赤白，少腹痛，溺赤，甚则血便，少阴同候。

岁阳明在泉，燥淫所胜，则雾雾清暝。民病喜呕，呕有苦，善太息，心胁痛，不能反侧，甚则嗌干，面尘，身无膏泽，足外反热。

岁太阳在泉，寒淫所胜，则凝肃惨栗。民病少腹控睾引腰脊，上冲心痛，血见嗌痛，颌肿。

帝曰：善。治之奈何？

岐伯曰：诸气在泉，风淫于内，治以辛凉，佐以苦；以甘缓之，以辛散之；热淫于内，治以咸寒，佐以甘苦，以酸收之，以苦发之；湿淫于内，治以苦热，佐以酸淡，以苦燥之，以淡泄之；火淫于内，治以咸冷，佐以苦辛，以酸收之，以苦发之；燥淫于内，治以苦温，佐以甘辛，以苦下之；寒淫于内，治以甘热，佐以苦辛，以咸泻之，以辛润之，以苦坚之。

▶译文

黄帝道：很好。司天在泉之气，淫胜于内而发病的情况是怎样的？

岐伯说：厥阴在泉之年，风气侵袭其所胜的脾土，就表现为地气不清明，原野昏暗，草类植物过早地开花抽穗。人容易出现恶寒战栗、喜伸展腰身、不断地打哈欠，心痛而有撑满感，两侧胁里拘急不舒，饮食不下，胸膈咽部不利，食入则呕吐，腹胀，多嗳气，得大便或放屁后觉得轻快好像病情减轻了，但身体沉重。

少阴在泉之年，热气侵袭其所胜的肺金，就表现为热焰浮现于川泽之上，本来是阴暗的地方反而明亮。人容易出现腹中时常鸣响，逆气上冲胸脘，气喘不能久立，寒热，皮肤痛，眼模糊，齿痛，下颌骨肿，寒热如疟疾，少腹疼痛，腹部胀大。气候温热，虫类迟不伏藏。

太阴在泉之年，湿邪侵袭所胜的肾水，就会出现岩谷昏暗，黄色的物体变成黑色，这是因为湿土之气相交合。人容易出现水饮积聚，心痛，耳聋，头目不清，咽喉肿胀，喉痹，阴病而有出血症状，少腹疼痛，小便不通，气上冲头痛，眼睛像要掉出、颈项像要被拔出、腰像被折断、髋部不能转动、膝关节像凝结一样、小腿肚像裂开一般的症状。

少阳在泉之年，火气侵袭所胜的肺金，于是表现为郊野烟火明亮，寒热之气交替出现。人们容易泄泻如注，下痢赤白，少腹痛，小便赤色，甚则血便。其余证候与少阴在泉之年相同。

阳明在泉之年，燥气侵袭所胜的肝木，于是便出现雾气迷蒙昏暗。人们容易喜呕，呕吐苦水，常叹息，心胁部疼痛不能转侧，甚至咽喉干，面暗如蒙尘，身体干枯而不润泽，足外侧发热。

太阳在泉之年，寒气侵袭所胜的心火，于是出现万物静肃战栗之象。人们易少腹疼痛牵引睾丸、腰脊，向上冲心而痛，出血，咽喉痛，下巴肿。

黄帝道：对。怎样治疗呢？

岐伯说：凡是在泉之气，风邪侵入体内而引发疾病的，主治用辛凉药，辅佐用苦味药，用甘味药来缓和肝木，用辛味药来散其风邪；热邪侵入体内而引发疾病的，主治用咸寒药，辅佐用甘苦药，以酸味来收敛阴气，用苦味药来发泄热邪；湿邪侵入体内而引发疾病的，主治用苦热药，辅佐用酸淡药，用苦味药以燥湿，用淡味药以渗泄湿邪；火邪侵入体内而引发疾病的，主治用咸冷药，辅佐用苦辛药，用酸味来收敛阴气，以苦味药发泄火邪；燥邪侵入体内而引发疾病的，主治用苦温药，辅佐用甘辛药，以苦味药泄下；寒邪侵入体内而引发疾病的，主治用甘热药，辅佐用苦辛药，用咸味药以泻水，用辛味药以温润，以苦味药来巩固阳气。

▶注释

①黄反见黑：意思是黄色反见于北方黑色的地方。

# 司天之气侵入人体产生的疾病与治则

▶原文

帝曰：善。天气之变何如？

岐伯曰：厥阴司天，风淫所胜，则太虚埃昏，云物以扰，寒生春气，流水不冰。民病胃脘当心而痛，上肢两胁，膈咽不通，饮食不下，舌本强，食则呕，冷泄腹胀，溏泄瘕水闭，蛰虫不去，病本于脾。冲阳绝，死不治。

少阴司天，热淫所胜，怫①热至，火行其政。民病胸中烦热，嗌干，右胠满，皮肤痛，寒热咳喘，大雨且至，唾血血泄，鼽衄，嚏呕，溺色变，甚则疮疡胕肿，肩背臂臑及缺盆中痛，心痛肺䐜，腹大满，膨膨而喘咳，病本于肺。尺泽绝，死不治。

太阴司天，湿淫所胜，则沉阴且布，雨变枯槁，胕肿骨痛，阴痹。阴痹者，按之不得，腰脊头项痛，时眩，大便难，阴气不用，饥不欲食，咳唾则有血，心如悬，病本于肾。太溪绝，死不治。

少阳司天，火淫所胜，则温气流行，金政不平。民病头痛，发热恶寒而疟，热上皮肤痛，色变黄赤，传而为水，身面胕肿，腹满仰息，泄注赤白，疮疡，咳唾血，烦心，胸中热，甚则鼽衄，病本于肺。天府绝，死不治。

阳明司天，燥淫所胜，则木乃晚荣，草乃晚生，筋骨内变。民病左胠胁痛，寒清于中，感而疟，大凉革候，咳，腹中鸣，注泄鹜溏，名木敛生，菀于下，草焦上首，心胁暴痛，不可反侧，嗌干面尘腰痛，丈夫㿗疝，妇人少腹痛，目昧眦，疡疮痤痈，蛰虫来见，病本于肝。太冲绝，死不治。

太阳司天，寒淫所胜，则寒气反至，水且冰，血变于中，发为痈疡。民病厥心痛，呕血、血泄、鼽衄，善悲，时眩仆。运火炎烈，雨暴乃雹。胸腹满，手热肘挛，腋肿，心澹澹大动，胸胁胃脘不安，面赤目黄，善噫嗌干，甚则色炲，渴而欲饮，病本于心。神门绝，死不治。

所谓动气，知其脏也。

帝曰：善。治之奈何？

岐伯曰：司天之气，风淫所胜，平以辛凉，佐以苦甘，以甘缓之，以酸泻之。热淫所胜，平以咸寒，佐以苦甘，以酸收之。湿淫所胜，平以苦热，佐以酸辛，以苦燥之，以淡泄之。湿上甚而热，治以苦温，佐以甘辛，以汗为故而止。火淫所胜，平以酸冷，佐以苦甘，以酸收之，以苦发之，以酸复之。热淫同。燥淫所胜，平以苦湿，佐以酸辛，以苦下之。寒淫所胜，平以辛热，佐以甘苦，以咸泻之。

▶译文

黄帝道：对。司天之气的变化又怎样呢？

岐伯说：厥阴司天，风气侵袭所胜的脾土，于是天空尘埃昏暗，云雾扰动不宁，寒季行春令，流水不能结冰，蛰虫不去潜伏。人们多病胃脘，心部疼痛，两胁胀满，咽膈不通利，饮食不下，舌本强硬，食则呕吐，冷泻，腹胀，便溏泄，瘕病，小便不通，病的根本在脾脏。如冲阳脉绝，多属不治的死证。

少阴司天，热气侵袭所胜的肺金，天气郁热，君火行其政令，热极则大雨将至。人们多病胸中烦热，咽喉干燥，右胁上胀满，皮肤疼痛，寒热，咳喘，唾血，便血，衄血，鼻塞流涕，喷嚏，呕吐，尿的颜色改变，甚至皮肤疮疡，浮肿，肩、背、臂、臑以及缺盆等处疼痛，心痛，肺胀，腹胀满，胸部胀满，气喘咳嗽，病的根本在肺脏。如尺泽脉绝，多属不治的死证。

太阴司天，湿土侵袭所胜的肾水，阴沉之气密布天空，雨水浸渍，草木枯槁。人们多病浮肿，骨痛阴痹，阴痹之病按之不知痛处，腰脊头项疼痛，时时眩晕，大便困难，阳痿，饥饿而不欲进食，咳唾出血，心动不宁如悬空中，病的根本在肾脏。如太溪脉绝，多属不治的死证。

少阳司天，火气侵袭所胜的肺金，温热之气流行，秋金之令不平。人们多病头痛，发热恶寒而发疟疾，热气在上，皮肤疼痛，颜色变为黄色、红色，传于里而形成水病，身面浮肿，腹胀满，仰面喘息，泄泻暴注，赤白下痢，疮疡，咳嗽吐血，心烦，胸中热，甚至鼻流涕出血，病的根本在肺脏。如天府脉绝，多属不治的死证。

阳明司天，燥气侵袭所胜的肝木，于是就推迟了草木繁荣，生长变晚，大凉之气改变了气候，大树枝叶干枯收敛，下部郁结生气，草叶焦枯。筋骨发生病变，人多左侧胸膺胁肋疼痛，寒凉清肃之气感受之后则为疟疾，咳嗽，腹中鸣响，暴注泄泻，大便稀溏，心胁突然剧痛，不能转侧，咽喉干燥，面色如蒙尘，腰痛，男子颓疝，妇女少腹疼痛，眼目昏昧不明，眼角疼痛，疮疡痈痤，病的根本在肝脏。如太冲脉绝，多属不治的死证。

太阳司天，寒气侵袭所胜的心火，于是寒气非时而至，水多结冰，如果遇到火运主岁，那么暴雨冰雹将落。人们多病血脉变化于内，发生痈疡，厥逆心痛，呕血，便血，衄血，鼻塞流涕，善悲，时常眩晕仆倒，胸腹满，手热，肘臂挛急，腋部肿，心悸甚，胸胁胃脘不舒，面赤目黄，善嗳气，咽喉干燥，甚至面黑如炲，口渴欲饮，病的根本在心脏。如神门脉绝，多属不治的死证。

所以说，由脉气的搏动，可以测知其脏器的存亡。

黄帝道：对。怎样治疗呢？

岐伯说：只要诸气司天，过盛的风气侵袭所胜的脾土，平抑风气用辛凉的药物，辅佐用苦甘的药物，缓挛急用甘味药，泻邪用酸味药；过盛的热气侵袭所胜的肺金，平抑热气用咸寒的药物，辅佐用苦甘的药物，收敛阴气用酸味药；过盛的湿土侵袭所胜的肾水，平抑湿气用苦热的药物，辅佐用酸辛的药物，燥湿用苦味药，渗利湿邪用淡味药；湿邪滞留于上部而发热，主治用苦温的药物，辅佐用甘辛的药物，以汗出病去而止；过盛的火气侵袭所胜的肺金，平抑火气用酸冷的药物，辅佐用苦甘的药物，收敛阴气用酸味药，发散火邪用苦味药，恢复阴气用酸味药；过盛的热气所形成的病症治法和这一样；过盛的燥气侵袭所胜的肝木，平抑燥气用苦温的药物，辅佐用酸辛的药物，泻下燥结用苦味药，过盛的寒气侵袭所胜的心火，平抑寒气用辛热的药物，辅佐用苦甘的药物，泻下寒气用咸味药。

▶注释

①怫：憋闷的意思。

## 在泉之气不足和司天之气不足的治则

▶原文

帝曰：善。邪气反胜①，治之奈何？

岐伯曰：风司于地②，清反胜之，治以酸温，佐以苦甘，以辛平之。热司于地，寒反胜之，治以甘热，佐以苦辛，以咸平之。湿司于地，热反胜之，治以苦冷，佐以咸甘，以苦平之。火司于地，寒反胜之，治以甘热，佐以苦辛，以咸平之。燥司于地，热反胜之，治以平寒，佐以苦甘，以酸平之，以和为利。寒司于地，热反胜之，治以咸冷，佐以甘辛，以苦平之。

帝曰：其司天邪胜③何如？

岐伯曰：风化于天④，清反胜之，治以酸温，佐以甘苦。热化于天，寒反胜之，治以甘温，佐以苦酸辛。湿化于天，热反胜之，治以苦寒，佐以苦酸。火化于天，寒反胜之，治以甘热，佐以苦辛。燥化于天，热反胜之，治以辛寒，佐以苦甘。寒化于天，热反胜之，治以咸冷，佐以苦辛。

▶译文

黄帝道：对！本气不足而邪气反胜所致之病，应当怎样治疗？

岐伯说：厥阴在泉，风木之气不足，清金之气反而相生，主治用酸温的药物，辅佐用苦甘的药物，助正气用辛味药；少阴在泉，火热之气不足，寒气反而相生，主治用甘热的药物，辅佐用苦辛的药物，助正气用咸味药；太阴在泉，湿土之气不足，热气反而相生，主治用苦寒的药物，辅佐用咸甘的药物，助正气用苦味药；少阳在泉，少阳相火不足，寒气反而相生，主治用甘热的药物，辅佐用苦辛的药物，助正气用咸味药；阳明在泉，燥气不足，热气反而相生，主治用辛寒的药物，辅佐用苦甘的药物，助正气用酸味的药物，用平和药对病有利；太阳在泉，寒气不足，热气反而相生，主治用咸寒的药物，辅佐用辛甘的药物，助正气用苦味药。

黄帝问道：司天之气被邪气反胜所致之病，应当怎样治疗？

岐伯说：风气司天而清凉之气反胜的，治用酸温，佐以甘苦；热气司天而寒水之气反胜的，治用甘温，佐以苦酸辛；湿气司天而热气反胜的，治用苦寒，佐以苦酸；火气司天而寒气反胜的，治用甘热，佐以苦辛；燥气司天而热气反胜的，治用辛寒，佐以苦甘；寒气司天而热气反胜的，治用咸冷，佐以苦辛。

▶注释

①邪气反胜：本气为自己所不胜的邪气所乘。

②风司于地：即厥阴风木在泉。

③司天邪胜：指司天之气被邪气反胜。

④风化于天：即风气司天。

# 六气过盛导致的疾病与治疗方法

▶原文

帝曰：六气相胜奈何？

岐伯曰：厥阴之胜，耳鸣头眩，愦愦欲吐，胃膈如寒。大风数举虫不滋。胠胁气并，化而为热，小便黄赤，胃脘当心而痛，上肢两胁，肠鸣飧泄，少腹痛，注下赤白，甚则呕吐，膈咽不通。

少阴之胜，心下热，善饥，齐下反动，气游三焦。炎暑至，木乃津，草乃萎。呕逆躁烦，腹满痛，溏泄，传为赤沃①。

太阴之胜，火气内郁，疮疡于中，流散于外，病在胠胁，甚则心痛，热格②，头痛，喉痹，项强。独胜则湿气内郁，寒迫下焦，痛留顶，互引眉间，胃满。雨数至，燥化乃见。少腹满，腰脽重强，内不便，善注泄，足下温，头重，足胫胕肿，饮发于中，胕肿于上。

少阳之胜，热客于胃，烦心，心痛，目赤，欲呕，呕酸，善饥，耳痛，溺赤，善惊，谵妄。暴热消烁，草萎水涸，介虫乃屈。少腹痛，下沃赤白。

阳明之胜，清发于中，左胠胁痛，溏泄，内为嗌塞，外发癀疝。大凉肃杀，华英改容，毛虫乃殃。胸中不便，嗌塞而咳。

太阳之胜，凝栗且至，非时水冰，羽乃后化。痔疟发，寒厥入胃则内生心痛，阴中乃疡③，隐曲不利，互引阴股，筋肉拘苛，血脉凝泣，络满色变，或为血泄，皮肤痞肿，腹满食减，热反上行，头项囟顶脑户中痛，目如脱；寒入下焦，传为濡泻。

帝曰：治之奈何？

岐伯曰：厥阴之胜，治以甘清，佐以苦辛，以酸泻之。少阴之胜，治以辛寒，佐以苦咸，以甘泻之。太阴之胜，治以咸热，佐以辛甘，以苦泻之。少阳之胜，治以辛寒，佐以甘咸，以甘泻之。阳明之胜，治以酸温，佐以辛甘，以苦泄之。太阳之胜，治以甘热，佐以辛酸，以咸泻之。

▶译文

黄帝道：六气偏盛引起人体发病等情况是怎样的？

岐伯说：厥阴风气偏盛，发为耳鸣头眩，胃中翻腾混乱而欲吐，胃脘横膈处寒冷；大风屡起，倮虫不能滋生，人们多病胸部和胁肋部之气积聚不散，进一步郁而化热，则小便黄赤，胃脘和心口疼痛，两胁胀满，肠鸣，泻下不消化的食物，小腹疼痛，泻下赤白，甚至呕吐，膈和咽喉阻塞不通。

少阴热气偏盛，则病心下烦热，常觉饥饿，脐下有动气上逆，热气游走三焦，炎暑到来，树木因之流津，草类因之枯萎，人们病呕逆烦躁、腹部胀满、疼痛、大便稀薄，转变成尿血、血痢等。

太阴热湿偏盛，火气郁于内则蕴藏酿成疮疡，流散在外则病生于胸膺、胁肋，甚至心痛，上阻滞热气，头痛，喉痹，颈项僵硬不舒服；单纯由于湿气偏盛而内郁，寒迫下焦，痛于头顶，牵引至眉间，胃中满闷；多雨之后，湿化之象方始出现，少腹满胀，腰臀部重而强直，妨碍入房，时时泄泻如注，足下温暖，头部沉重，足胫浮肿，水饮产生于内，脸上见浮肿。

少阳火气偏盛，热气在胃中停留，会导致心烦，心痛，目赤，欲呕，呕酸，易饥饿，耳痛，小便赤色，易惊，谵语，健忘；暴热之气消烁津液，草萎枯，水干涸，介虫屈伏，人们少腹疼痛，下痢赤白。

阳明燥金偏盛，则清凉之气发于内，左侧胸膺胁肋疼痛，大便溏泄，内发咽喉滞塞，外为颓疝；大凉肃杀之气施布，草木之花叶改色，有毛的虫类死亡，人们病胸中不舒，咽喉窒塞而咳嗽。

太阳寒气偏盛，凝结凛冽之气来临，不是水结冰时水却结冰，羽虫类虫子生育推迟。发病为痔疮，疟疾，寒气入胃则生心病，阴部生疮疡，房事不利，阴部与大腿内侧相互牵引，筋肉拘急麻木，血脉凝滞，络脉郁滞充盈而色变，或为便血，皮肤肿胀，腹中胀满，饮食减少，热气上逆，而头项巅顶脑户等处疼痛，目珠疼如脱出，寒气入于下焦，转变成为濡泻。

黄帝道：怎样治疗？

岐伯说：厥阴风气偏盛致病，主治用甘凉的药物，辅佐用苦辛的药物，泻邪用酸味药；少阴君火过盛，主治用辛寒的药物，辅佐用苦咸的药物，泻邪用甘味药；太阴湿土过盛，主治用咸热的药物，辅佐用辛甘的药物，泻邪用苦味的药物；少阳相火过盛，主治用辛寒的药物，辅佐用甘咸的药物，泻邪用甘味药；阳明燥金过盛，主治用酸温的药物，辅佐用辛甘的药物，泻邪用苦味的药物；太阳寒水过盛，主治用苦热的药物，辅佐用辛酸的药物，泻邪用咸味的药物。

▶注释

①赤沃：尿血的意思。

②热格：指热气被阻隔于上。

③阴中乃疡：指阴部生疮疡。

## 六气相复对人和自然界的影响及所致疾病的治疗

▶原文

帝曰：六气之复何如？

岐伯曰：悉乎哉问也。厥阴之复，少腹坚满，里①急暴痛。偃木虫不荣。厥心痛，汗发呕吐，饮食不入，入而复出，筋骨掉眩清厥，甚则入脾，食痹而吐。冲阳绝，死不治。

少阴之复，燠热内作，烦燥鼽嚏，少腹绞痛，火见燔焫，嗌燥，分注时止，气动于左，上行于右，咳，皮肤痛，暴喑，心痛，郁冒不知人，乃洒淅恶寒振栗，谵妄，寒已而热，渴而欲饮，少气骨痿，隔肠不便，外为胕肿，哕噫。赤气后化②，流水不冰，热气大行，介虫不复。病痱疹疮疡，痈疽痤痔，甚则入肺，咳而鼻渊。天府绝，死不治。

太阴之复，湿度乃举，体重中满，食饮不化，阴气上厥，胸中不便，饮发于中，咳喘有声。大雨时行，鳞见于陆③，头顶痛重，而掉瘈尤甚，呕而密默，唾吐清液，甚则入肾窍，泻无度。太溪绝，死不治。

少阳之复，大热将至，枯燥燔热，介虫乃耗。惊瘈咳衄，心热烦躁，便数憎风，厥气上行，面如浮埃，目乃瞤瘈；火气内发，上为口糜，呕逆，血溢，血泄，发而为疟，恶寒鼓栗，寒极反热，溢络焦槁，渴引水浆，色变黄赤，少气脉痿，化而为水，传为胕肿，甚则入肺，咳而血泄。尺泽绝，死不治。

阳明之复，清气大举，森木苍干，毛虫乃厉。病生胠胁，气归于左，善太息，甚则心痛，痞满腹胀而泄，呕苦咳哕烦心，病在膈中，头痛，甚则入肝，惊骇筋挛。太冲绝，死不治。

太阳之复，厥气上行，水凝雨冰，羽虫乃死。心胃生寒，胸膈不利，心痛痞满，头痛善悲，时眩仆，食减，腰脽反痛，屈伸不便，地裂冰坚，阳光不治，少腹控睾，引腰脊，上冲心，唾出清水，及为哕噫④，甚则入心，善忘善悲。神门绝，死不治。

帝曰：善。治之奈何？

岐伯曰：厥阴之复，治以酸寒，佐以甘辛，以酸泻之，以甘缓之。少阴之复，治以咸寒，佐以苦辛，以甘泻之，以酸收之，辛苦发之，以咸软。太阴之复，治以苦热，佐以酸辛，以苦泻之，燥之、泄之。少阳之复，治以咸冷，佐以苦辛，以咸软之，以酸收之，辛苦发之，发不远热，无犯温凉。少阴同法。阳明之复，治以辛温，佐以苦甘，以苦泄之，以苦下之，以酸补之。太阳之复，治以咸热，佐以甘辛，以苦坚之。

治诸胜复，寒者热之，热者寒之，温者清之，清者温之，散者收之，抑者散之，燥者润之，急者缓之，坚者软之，脆者坚之，衰者补之，强者泻之，各安其气，必清必静，则病气衰去，归其所宗，此治之大体也。

▶**译文**

黄帝道：六气相复引起人体发病等情况是怎样的？

岐伯说：问得真详细啊！厥阴风木来复时，患者小腹坚硬胀满，腹里拘急，突然疼痛。天地间，草木倒仆，尘土飞扬，裸虫不能繁育。人容易出现厥心痛、出汗、呕吐、饮食不入、食而吐出、筋骨震颤、目眩、四肢清冷，严重时，邪气进入脾脏，诱发食入而出的食痹病。如果冲阳脉绝，就会死亡。

少阴君火来复，体内烦热、烦躁、鼻中出血、打喷嚏、小腹绞痛、火热燔灼、咽喉干燥，大小便有时利下，有时停止，气发动于左侧而上逆行于右侧，咳嗽、皮肤疼痛、声音突然嘶哑、心口疼痛、神志昏昧不知人事，继而出现恶寒战栗、胡言乱语，寒战后又出现发热、口渴想喝水、少气、骨骼痿弱、肠道阻塞、大便不通、浮肿、嗳气。少阴火化之令后行，天地间流水不结冰、热气大行、介虫不能蛰藏。此时人容易患痈、疮疡、痈疽、痤疮、痔疮等病，如果邪气过甚进入肺脏，出现咳嗽、鼻塞流涕等症状。如果天府脉绝，就会死亡。

太阴湿气来复，则湿气变化而大行，于是发生身体沉重，胸腹满闷，饮食不消化，阴气上逆，胸中不爽，水饮生于内，咳喘有声；时常下大雨，洪水淹没了田地，鱼类游行于陆地，人们病发头顶痛而重，抽痛瘛疭更加厉害，呕吐，神情默默，口吐清水，甚则湿邪入肾，泄泻频甚而不止。如果太溪脉绝，多属不治的死证。

少阳热气来复，则大热将至，干燥灼热，介虫亦死亡。病多惊恐瘛疭，咳嗽，衄血，心热烦躁，小便频数，怕风，厥逆之气上行，面色如蒙浮尘，眼睛因而眴动不宁，火气内生则上为口糜，呕逆，吐血，便血，发为疟疾，则恶寒战栗，寒极转热，咽喉部干槁，渴而善饮，小便变为黄赤，少气，脉痿弱，气蒸热化则为水病，传变为浮肿，甚则邪气入肺，咳嗽，便血。如果尺泽脉绝，多属不治的死证。

阳明燥金来复，则清肃之气大行，树木苍老干枯，兽类因之多发生疫病。人们的疾病生于胸膺胁肋，燥气偏行于左侧，善于叹息，甚则心痛痞满，腹胀而泄泻，呕吐苦水，咳嗽，呃逆，烦心，病在膈中，头痛，甚则邪气入肝，惊骇，筋挛。如果太冲脉绝，多属不治的死证。

太阳寒气来复，则寒气上行，水结成雨与冰雹，禽类因此死亡。人多心和胃生寒气，胸膈不宽，心痛痞满，头痛，容易伤悲，时常眩仆，纳食减少，腰臀部疼痛，屈伸不便。地低裂坼，冰厚而坚，阳光不温暖，少腹痛牵引睾丸并连及腰脊，逆气上冲于心，以致唾出清水或呃逆嗳气，甚则邪气入心，健忘善悲。如果是神门脉绝，多属不治的死证。

黄帝道：对。怎样治疗呢？

岐伯说：厥阴复气所致的病，治用酸寒，佐以甘辛，以酸泻其邪，以甘缓其急；少阴复气所致的病，治用咸寒，佐以苦辛，以甘泻其邪，以酸味收敛，辛苦发散，软坚用咸味药；太阴复气所致的病，治用苦热，佐以酸辛，以苦泻其邪，燥其湿、渗其湿；少阳复气所致的病，治用咸冷，佐以苦辛，以咸味软坚，以酸味收敛，以辛苦发汗，发汗之药不必避忌热天，但不要用温凉的药物，少阴复气所致的病，用发汗药物时与此法相同；阳明复气所致的病，治用辛温，佐以苦甘，以苦渗泄，以苦味通下，以酸味补虚；太阳复气所致的病，治用咸热，佐以甘辛，以苦味坚其肾气。凡治各种胜气复气所致之病，寒的用热，热的用寒，温的用清凉，清冷的用温，气散的用收敛，气抑的用发散，燥的使用润泽，急的使用缓和，坚硬的使用软坚，脆弱的使用补益，衰弱的补，亢盛的泻。用各种方法安定正气，使其清静安宁，于是病气衰退，各归其类属，自然无偏生之害。这是治疗上的基本方法。

六气过盛，六气来复的治法是：只要是寒的就用热药，热的用寒药，温的用清凉药，清冷的用温药，正气外散的用收敛的药物，抑郁的用发散的药物，干燥的用濡润的药物，拘急的用甘缓的药物，病气坚实的用软坚的药，气脆弱的用固本的药，衰弱的用补益的药，邪亢的用泻下的药。分别安定各脏之气，使五脏之气清静，病气就会自然衰退，分别回归于所属之处，这就是治疗的总体原则。

▶注释

①里：指腹胁内部。

②赤气后化：即火气之行令推迟。

③鳞见于陆：鳞，代指鱼类。因为雨水暴发，鱼类出现在陆地的意思。

④哕噫：指嗳气。

## 气的分属与人体的对应关系

▶原文

帝曰：善。气之上下何谓也？

岐伯曰：身半以上其气三矣，天之分也，天气主之；身半以下，其气三矣，地之分也，地气主之。以名命气，以气命处，而言其病半，所谓天枢也。故上胜而下俱病者，以地名之①；下胜而上俱病者，以天名之②。所谓胜至，报气屈伏而未发也。复至则不以天地异名，皆如复气为法也。

▶译文

黄帝道：对。气有上下之分，是什么意思？

岐伯说：身半以上，其气有三，是人身应天的部分，所以是司天之气所主持的；身半以下，其气亦有三，是人身应地的部分，所以是在泉之气所主持的。用上下来指明它的胜气和复气，用气来指明人身部位而说明疾病。"半"就是指天枢。所以上部的三气胜而下部的三气都病的，以地气之名来命名人身受病的脏气；下部的三气胜而上部的三气都病的，以天气之名来命名人身受病的脏气。以上所说，是指胜气已经到来，而复气尚隐伏未发者而言；若气已经到来，则不能以司天在泉之名以区别之，当以复气的情况为准则。

▶注释

①以地名之：即以地气之名来命名人身受病的脏器。

②以天名之：即以天气之名来命名人身受病的脏器。

## 胜气、复气的变动与疾病的发生

▶原文

帝曰：胜复之动，时有常乎？气有必乎？

岐伯曰：时有常位，而气无必也。

帝曰：愿闻其道也。

岐伯曰：初气终三气，天气主之，胜之常也；四气尽终气，地气主之，复之常也。有胜则复，无胜则否。

帝曰：善。复已而胜何如？

岐伯曰：胜至而复，无常数也，衰乃止耳。复已而胜，不复则害，此伤生也。

帝曰：复而反病何也？

岐伯曰：居非其位，不相得也。大复其胜，则主胜之，故反病也，所谓火燥热也。

帝曰：治之何如？

岐伯曰：夫气之胜也，微者随之，甚者制之；气之复也，和者平之，暴者夺之。皆随胜气，安其屈伏，无问其数，以平为期，此其道也。

▶译文

黄帝道：胜复之气的运动，有一定的时候吗？到时候是否一定有胜复之气呢？

岐伯说：四时有一定的常位，但是胜气、复气没有规律。

黄帝道：请问是何道理？

岐伯说：初之气至三之气，司天之气所主，是胜气常见的时位；四之气到终之气，是在泉气之所主，是复气常见的时位。有胜气才有复气，没有胜气就没有复气。

黄帝道：对。复气已退而又有胜气发生，是怎样的？

岐伯说：有胜气就会有复气，没有一定的次数限制，气衰减才会停止。因之复气之后又有胜气发生，而胜气之后没有相应的复气发生，就会有灾害，这是由于生机被伤的缘故。

黄帝道：复气反而致病，又是什么道理呢？

岐伯说：复气所至之时，不是它时令的正位，与主时之气不相融洽。所以大复其胜，而反被主时之气所胜，因此反而致病。这是指火、燥、热三气来说的。

黄帝道：治疗之法怎样？

岐伯说：六气之胜所致的，轻微的随顺它，严重的制止它；复气所致的，和缓的平调它，暴烈的削弱它。都宜随着胜气来治疗其被抑伏之气，不论其次数多少，总以达到和平为目的。这是治疗的一般规律。

# 客主相胜时出现的疾病与治疗

▶原文

帝曰：善。客主之胜复奈何？

岐伯曰：客主之气，胜而无复也。

帝曰：其逆从何如？

岐伯曰：主胜逆，客胜从，天之道也。

帝曰：其生病何如？

岐伯曰：厥阴司天，客胜则耳鸣掉眩，甚则咳，主胜则胸胁痛，舌难以言。少阴司天，客胜则鼽、嚏、颈项强，肩背瞀热，头痛，少气，发热，耳聋，目瞑，甚则胕肿，血溢，疮疡，咳喘。主胜则心热烦躁，甚则胁痛支满。太阴司天，客胜则首面胕肿，呼吸气喘。主胜则胸腹满，食已而瞀。少阳司天，客胜则丹疹外发，及为丹熛①，疮疡，呕逆，喉痹，头痛，溢肿，耳聋，血溢，内为瘈疭。主胜则胸满，咳，仰息，甚而有血，手热。阳明司天，清复内余②，则咳，衄，嗌塞，心膈中热，咳不止，而白血出者死。太阳司天，客胜则胸中不利，出清涕，感寒则咳，主胜则喉嗌中鸣。

厥阴在泉，客胜则大关节不利，内为痉强拘瘛，外为不便；主胜则筋骨繇并，腰腹时痛。少阴在泉，客胜则腰痛，尻股膝髀腨胻足痛，瞀热以酸，胕肿不能久立，溲便变。主胜则厥气上行，心痛发热，膈中，众痹皆作，发于胠胁，魄汗不藏，四逆而起。太阴在泉，客胜则足痿下重，便溲不时；湿客下焦，发而濡泻及为肿隐曲之疾。主胜则寒气逆满，食饮不下，甚则为疝。少阳在泉，客胜则腰腹痛而反恶寒，甚则下白溺白；主胜则热反上行，而客于心，心痛发热，膈中而呕，少阴同候。阳明在泉，客胜则清气动下，少腹坚满，而数便泻。主胜则腰重腹痛，少腹生寒，下为鹜溏，则寒厥于肠，上冲胸中，甚则喘，不能久立。太阳在泉，寒复内余，则腰尻痛，屈伸不利，股胫足膝中痛。

帝曰：善。治之奈何？

岐伯曰：高者抑之，下者举之，有余折之，不足补之，佐以所利，和以所宜，必安其主客，适其寒温，同者逆之，异者从之。

▶译文

黄帝道：对。客气与主气的胜复是怎样的？

岐伯说：客气与主气二者之间，只有胜没有复。

黄帝道：其逆与顺怎样区别？

岐伯说：主气胜是逆，客气胜是顺，这是自然规律。

黄帝道：其生病时如何表现的？

岐伯说：厥阴司天，客气胜，会出现耳鸣、头晕目眩、肢体颤动，甚至咳嗽；主气胜，会出现胸胁疼痛、舌僵难以言语。少阴司天，客气胜，会出现鼻塞、打喷嚏、颈项僵硬不舒服、肩背部闷热、头痛、气少、发热、耳聋、眼睛视物不清，甚至浮肿、出血、疮疡、咳嗽、喘气；主气胜，会出现心热、烦躁，甚至胁肋疼痛、支撑胀满。太阴司天，客气胜，会出现头面部浮肿、呼吸气喘；主气胜，会出现胸腹部胀满、食后心绪纷乱。少阳司天，客气胜，肌肤会出现红疹，进一步形成丹毒，还会有疮疡、呕逆、喉痹、头痛、咽喉肿、耳聋、吐血、衄血，甚至出现手足抽搐；主气胜，会出现胸部胀满、咳嗽、仰面呼吸，甚至咳嗽、吐血、手热。阳明司天，内有复盛而有余的清气，于是就出现咳嗽、衄血、咽喉阻塞、心与膈中发热、咳嗽不止，如果面色苍白、出血，大多数是死证。太阳司天，客气胜，会出现胸中滞塞不畅、流清鼻涕，受寒邪就会咳嗽；主气胜，会出现咽喉中鸣响。

厥阴在泉，客气胜，会出现大关节屈伸不利，筋脉僵硬拘急抽搐，外在表现是行动不便；主气胜的表现是筋骨摇动牵急，腰和腹部出现经常性疼痛。少阴在泉，客气胜，腰、尻、股、膝、髋、小腿肚、小腿骨、足等处都会发生病变，闷热酸痛、浮肿、不能持久站立、大小便出现异常变化；主气胜，会出现气逆而上行、心痛、发热、膈中阻滞不通、各种痹病、病发于胁肋部、出汗不止、四肢逆冷。太阴在泉，客气胜，会出现双脚痿弱沉重、经常大小便，湿邪在下焦停留，出现水泻、浮肿、房事不利；主气胜，下部寒气上逆、腹部胀满、饮食吞咽不下，甚至产生疝气。少阳在泉，客气胜，会出现腰和腹部疼痛、恶寒，严重时大小便呈白色；主气胜，上行的热气在心中停留，心中疼痛、发热、中焦阻塞而产生呕吐。少阴在泉的病症和这一样。阳明在泉，客气胜，清冷之气在下部扰动，小腹部坚硬胀满、经常腹泻；主气胜，会出现腰部沉重、腹中疼痛、小腹部产生寒凉之气、大便稀溏，寒气上逆到肠，再向上冲到胸，严重时会气喘，不能持久站立。太阳在泉，在内寒气有余，出现腰和尻部疼痛，腰部屈伸不利，股、胫、足、膝疼痛。

黄帝道：讲得好！该怎样治疗？

岐伯说：气上逆，抑制其上冲，气下陷，举之使其上升。气有余，折损；气不足，补益。然后佐以对其有利的药物，用适宜的药物调和，使主气、客气安和，调适寒温。主客之气相同，逆其胜气治疗；主客之气不同，就从其不胜之气治疗。

▶注释

①丹熛：丹毒一类的病症。

②清复内余：因为阳明司天为金气居火位，没有客胜之名，而清气仍复内余。

## 用药性与五脏、五气的关系来治病

▶原文

帝曰：治寒以热，治热以寒，气相得者逆之，不相得者从之，余以知之矣。其于正味何如？

岐伯曰：木位之主，其泻以酸，其补以辛；火位之主，其泻以甘，其补以咸；土位之主，其泻以苦，其补以甘；金味之主，其补以酸；水位之主，其泻以咸，其补以苦。厥阴之客，以辛补之，以酸泻之，以甘缓之；少阴之客，以咸补之，以甘泻之，以咸收之；太阴之客，以甘补之，以苦泻之，以甘缓之；少阳之客，以咸补之，以甘泻之，以咸软之；阳明之客，以酸补之，以辛泻之，以苦泄之；太阳之客，以苦补之，以咸泻之，以苦坚之，以辛润之，开发腠理，致津液通气也。

▶译文

黄帝道：治寒用热，治热用寒，主客之气相同的用逆治，相反的用从治，我已经知道了。但怎样运用药物的性味与五脏、五气的关系来治病呢？

岐伯说：厥阴风木主气之时，其泻用酸，其补用辛；少阴君火与少阳相火主气之时，其泻用甘，其补用咸；太阴湿土主气之时，其泻用苦，其补用甘；

阳明燥金主气之时，其泻用辛，其补用酸；太阳寒水主气之时，其泻用咸，其补用苦。厥阴客气为病，补用辛，泻用酸，缓用甘；少阴客气为病，补用咸，泻用甘，收用酸；太阴客气为病，补用甘，泻用苦，缓用甘；少阳客气为病，补用咸。泻用甘，软坚用咸；阳明客气为病，补用酸，泻用辛，泄用苦；太阳客气为病，补用苦，泻用咸，坚用苦，润用辛。这些方法都是为了疏通肌肤的腠理，布散津液，宣通气血。

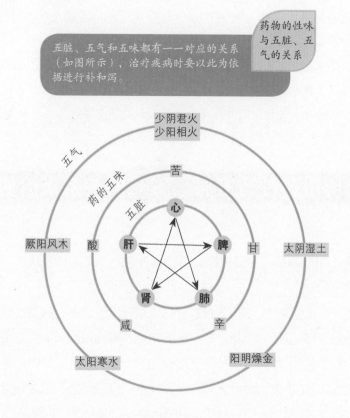

五脏、五气和五味都有一一对应的关系（如图所示），治疗疾病时要以此为依据进行补和泻。

药物的性味与五脏、五气的关系

# 三阴三阳划分的依据与治病准则

▶原文

帝曰：善。愿闻阴阳之三也。何谓？

岐伯曰：气有多少异用也。

帝曰：阳明何谓也？

岐伯曰：两阳合明也。

帝曰：厥阴何也？

岐伯曰：两阴交尽也。

帝曰：气有多少，病有盛衰，治有缓急，方有大小，愿闻其约奈何？

岐伯曰：气有高下，病有远近，证有中外，治有轻重，适其至所为故也。大要也，君一臣二，奇之制也；君二臣四，偶之制也；君二臣三，奇之制也；君二臣六，偶之制也。

故曰：近者奇之，远者偶之；汗者不以奇，下者不以偶；补上治上制以缓，补下治下制以急；急则气味厚，缓则

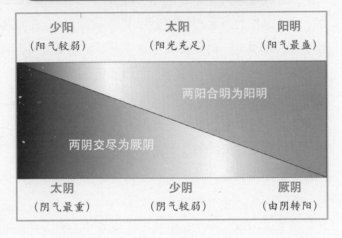

三阴三阳的划分

我国古代先哲将万事万物划分为阴和阳，根据阴分和阳分的多少又将阴和阳各分为三：即少阳、阳明、太阳；少阴、厥阴、太阴。

| 少阳<br>（阳气较弱） | 太阳<br>（阳光充足） | 阳明<br>（阳气最盛） |
| --- | --- | --- |
| | 两阳合明为阳明 | |
| 两阴交尽为厥阴 | | |
| 太阴<br>（阴气最重） | 少阴<br>（阴气较弱） | 厥阴<br>（由阴转阳） |

气味薄，适其至所，此之谓也。病所远而中道气味之者，贪而过之，无越其制度也。是故平气之道，近而奇偶，制小其服也；远而奇偶，制大其服也；大则数少，小则数多，多则九之，少则二之。奇之不去则偶之，是谓重方；偶之不去则反佐以取之，所谓寒热温凉反从其病也。

帝曰：善。病生于本[①]，余知之矣。生于标者，治之奈何？

岐伯曰：病反其本，得标之病，治反其本，得标之方。

▶**译文**

黄帝道：对。请问阴阳各分之为三，是什么意思？

岐伯说：因为阴阳之气各有多少，作用各有不同的缘故。

黄帝道：何以称为阳明？

岐伯说：两阳相合而明，故称阳明。

黄帝道：何以称为厥阴？

岐伯说：两阴交尽，故称为厥阴。

黄帝道：气有多少，病有盛衰，因之治疗有缓急，方剂有大有小，请问其中的一般规律怎样？

岐伯说：病气有高下之别，病位有远近之分，症状有内外之异，治法有轻重的不同，总之以药气适达病所为准则。《大要》上说，奇方之制是君药一味，臣药两味；偶方之制是君药两味，臣药四味。奇方之制是君药两味，臣药三味；偶方之制是君药两味，臣药六味。因此在治疗时，病位近的用奇方，病位远的用偶方，发汗不用奇方，攻下不用偶方，补和治疗上部用缓方，补和治疗下部用急方。急方的药物气、味都厚，缓方的药物气、味均薄，制方用药要恰到病处，就是指这里说的。病位太远但是中道药物气味不足，就不能达到病位，应考虑在食前或食后用药，不能违反这个规定。正是因为这样，所以平调病气的原则是：病位近，无论用奇方或偶方，制方服量都应该小；病位远，无论用奇方或偶方，制方服量都应该大。方大则药味少而药量重，方小则药味多而药量轻。多就是九味药，少就是两味药。如果用奇方不能治愈就用偶方，这是重方；如果用偶方疾病还不能治愈，就用反佐用药法去治疗，也就是用寒、热、温、凉性质的药物顺从疾病的某些症状进行治疗。

黄帝道：对。病生于风热湿火燥寒的，我已经知道了。生于三阴三阳之标的怎样治疗？

岐伯说：懂得病生于本，反过来就会明白病生于标，治疗病生于本的方法，反过来就是治疗病生于标的方法。

▶注释

①本：指风、热、湿、火、燥、寒六气。

## 六气的变化对发病和治病的影响

▶原文

帝曰：善。六气之胜，何以候之？

岐伯曰：乘其至也。清气大来，燥之胜也，风木受邪，肝病生焉；热气大来，火之胜也，金燥受邪，肺病生焉；寒气大来，水之胜也，火热受邪，心病生焉；湿气大来，土之胜也，寒水受邪，肾病生焉；风气大来，木之胜也，土湿受邪，脾病生焉。所谓感邪而生病也。乘年之虚①，则邪甚也。失时之和亦邪甚也。遇月之空，亦邪甚也。重感于邪，则病危矣。有胜之气，其来必复也。

帝曰：其脉至何如？

岐伯曰：厥阴之至其脉弦，少阴之至其脉钩，太阴之至其脉沉，少阳之至大而浮，阳明之至短而涩，太阳之至大而长。至而和则平，至而甚则病，至而反者病，至而不至者病，未至而至者病。阴阳易者危。

帝曰：六气标本所从不同奈何？

岐伯曰：气有从本者，有从标本者，有不从标本者也。

帝曰：愿卒闻之。

岐伯曰：少阳太阴从本②，少阴太阳从本从标③，阳明厥阴，不从标本从乎中也④。故从本者化生于本，从标本者有标本之化，从中者以中气为化也。

帝曰：脉从而病反者，其诊何如？

岐伯曰：脉至而从，按之不鼓，诸阳皆然。

帝曰：诸阴之反，其脉何如？

岐伯曰：脉至而从，按之鼓甚而盛也。

是故百病之起有生于本者，有生于标者，有生于中气者，有取本而得者，有取标而得者，有取中气而得者，有取标本而得者，有逆取而得者，有从取而得者。逆，正顺也，若顺，逆也。

故曰：知标与本，用之不殆，明知逆顺，正行无问，此之谓也。不知是者，不足以言诊，足以乱经。故大要曰：粗工嘻嘻，以为可知，言热未已，寒病复始，

观察六气，判断病位

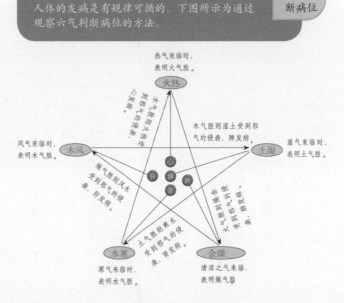

六气的变化与发病规律有一定对应关系，所以，人体的发病是有规律可循的。下图所示为通过观察六气判断病位的方法。

火热
热气来临时，表明火气胜。

木风
风气来临时，表明木气胜。

土湿
湿气来临时，表明土气胜。

水寒
寒气来临时，表明水气胜。

金燥
清凉之气来临，表明燥气胜。

木气胜则湿土受到邪气的侵袭，脾发病。

同气异形，迷诊乱经，此之谓也。

夫标本之道要而博，小而大，可以言一而知百病之害，言标与本，易而无损，察本与标，气可令调，明知胜复，为万民式，天之道毕矣。

▶译文

黄帝道：对。六气的胜气，怎样候察呢？

岐伯说：当胜气到来的时候进行候察。清气大来是燥气之胜，风木受邪，肝病就发了；热气大来是火气之胜，燥金受邪，肺病就发生了；寒热气大来，是水气之胜，火热受邪，心病就发生了；湿气大来是土气之胜，寒水受邪，脾病就发生了；这些都是感受胜气之邪而生病的。如果遇上岁运不及之年，邪气就更甚；如果岁气和四时之气不和，邪气就更甚；如果遇上月空之时，邪气也会甚；如果重新受邪气，病情就会危重。有胜气存在就一定会产生复气。

黄帝道：六气到来时的脉象是怎样的？

岐伯说：厥阴之气到来，其脉为弦；少阴之气到来，其脉为钩；太阴之气到来，其脉为沉；少阳之气到来，其脉为大而浮；阳明之气到来，其脉为涩；太阳之气到来，其脉为大而长。气至而脉和缓的是平人，气至而脉应过甚的是病态，气至而脉相反的是病态，气至而脉不至的是病态，气未至而脉已至的是病态，阴阳交错更易的其病危重。

黄帝道：六气各有标本，变化所不同，是怎样的？

岐伯说：六气有从本化的，有从标化的，有不从标本的。

黄帝道：我希望听你详细地讲讲。

岐伯说：少阳、太阴从本化，少阴、太阴既从本又从标，阴明、厥阴不从标本而从其中气。所以从本的化生于本；从标的化生于标；从中气的化生于中气。

黄帝道：脉与病似相同而实相反的，怎样诊察呢？

岐伯说：脉至与症相从，但按之不鼓击于指下，诸似阳证的，都是这样。

黄帝道：凡是阴证而相反的，其脉象怎样？

岐伯说：脉至与症相从，但按之却鼓指而强盛有力。所以各种疾病开始发生，有生于本的，有生于标的，有生于中气的；治疗时有治其本而得愈的，有治其标而得愈的，有治其中气而得愈的，有治其标而得愈的，有逆治而得愈的，有从治而得愈的。所谓逆其病气而治，其实是顺治；所谓顺其病气而治，其实是逆治。所以说：知道了标与本的理论，用之于临床就不会有困难；明白了逆与顺的治法，就可正确地进行处理而不产生疑问。就是这个意思。不知道这些理论，就不足以谈论诊断，却足以扰乱经旨。故《大要》说：技术粗浅的医生；沾沾自喜，以为什么病都能知道了，结果他认为是热证，言语未了，而寒病又开始显露出来了。他不明白受同一种病邪会出现不同的病症，于是胡乱诊断，说的就是这个意思。标本的理论，扼要而广博，从小可及大，举一个例子可以了解许多病的变化。所以懂得了标与本，就易于掌握而不致有所损害，察之属本与属标，就可以使病气调和，明确复之气，就可以为医生的榜样。这样，对于自然变化规律就彻底地清楚了。

▶注释

①年之虚：指主岁之气不及的年份。

②少阳太阴从本：因为少阳之本为火，太阴之本为湿，本末同。

③少阴太阳从本从标：少阴之本热，其标阴；太阳之本寒，其标阳，本末不同。

④阳明厥阴，不从标本从乎中：阳明之中太阴，厥阴之中少阳，本末与中不同。

## 胜气和复气的变化规律

▶原文

帝曰：胜复之变，早晏①何如？

岐伯曰：夫所胜者胜至已病，病已愠愠②而复已萌也。夫所复者，胜尽而起，得位而甚，胜有微甚，复有少多，胜和而和，胜虚而虚，天之常也。

帝曰：胜复之作，动不当位，或后时而至，其故何也？

岐伯曰：夫气之生与其化衰盛异也。寒暑温凉盛衰之用，其在四维，故阳之动始于温，盛于暑；阴之动始于清，盛于寒；春夏秋冬各差其分。故大要曰：彼春之暖，为夏之暑；彼秋之忿，为冬之怒。谨按四维，斥候皆归，其终可见，其始可知，此之谓也。

帝曰：差有数乎？

岐伯曰：又凡三十度也。

帝曰：其脉应皆何如?

岐伯曰:差同正法，待时而去也。脉要曰:春不沉，夏不弦，冬不涩，秋不数，是谓四塞。沉甚曰病，弦甚曰病，涩甚曰病，数甚曰病，参见曰病，复见曰病，未去而去曰病，去而不去曰病，反者死。故曰气之相守司也，如权衡之不得相失也。夫阴阳之气清净，则生化治，动则苛疾起，此之谓也。

帝曰：幽明何如?

岐伯曰：两阴③交尽故曰幽，两阳④合明故曰明。幽明之配，寒暑之异也。

帝曰：分至⑤何如?

岐伯曰:气至之谓至,气分之谓分。至则气同,分则气异,所谓天地之正纪也。

▶译文

黄帝道：胜气复气的变化，时间的早晚怎样?

岐伯说：大凡所胜之气，胜气到来就发病，待病气积聚之时，而复气就开始萌动了。复气，是胜气终了的时候开始的,得其气之时位则加剧。胜气有轻重，复气也有多少,胜气和缓,复气也和缓,胜气虚,复气也虚,这是自然变化的常规。

黄帝道：胜复之气的发作，萌动之时不当其时位，或后与时位而出现，是什么缘故?

岐伯说：因为气的发生和变化，盛和衰有所不同。寒暑温凉盛衰的作用，表现在辰戌丑未四时中。故阳气的发动，始于温而盛于暑;阴气的发动，始于凉而盛于寒。春夏秋冬四季之间，有一定的时差。故《大要》说:因春天的温暖，成为夏天的暑热，因秋天的肃杀，成为冬天的凛冽。谨慎体察四时气候的变化，考察气候的回归,如此可以见到气的结束,也可以知道气的开始。就是这个意思。

黄帝道：四时之气的差分有常数否?

岐伯说：大多是三十天。

黄帝道：其在脉象上的反应是怎样的?

岐伯说:时差与正常时相同，待其时过而脉亦去。《脉要》说:春脉无沉象，夏脉无弦象，动脉无涩象，秋脉无数象，是四时生气闭塞。沉而太过的是病脉，弦而太过的是病脉，涩而太过的是病脉，数而太过的是病脉，参差而见的是病脉，去而复见的是病脉，气未去而脉先去的是病脉，气去而脉不去的是病脉，脉与气相反的是死脉。所以说：气与脉之相守，像权衡之器一样不可有所差失，大凡阴阳之气，清静则生化就正常，扰动则导致疾病发生。就是这个道理。

黄帝道：幽和明是什么意思？

岐伯说：太阴、少阴两阴交尽，叫作幽；太阳、少阳两阳和明，叫作明。幽和明配合阴阳，就有寒暑的不同。

黄帝道：分和至是什么意思？

岐伯说：气来叫作至，气分叫作分，气至之时其气同，气分之时其气就异。所以春分、秋分的二分和夏至、冬至的二至，是天地正常气化纪时的纲领。

▶注释

①早晏：早晚的意思。

②愠愠：愠通"蕴"，积聚的意思。

③两阴：指太阴和少阴。

④两阳：指太阳和少阳。

⑤分至：指春分与秋分，夏至与冬至。

# 六气变化对补泻的影响

▶原文

帝曰：夫子言春秋气始于前，冬夏气始于后，余已知之矣。然六气往复，主岁不常也，其补泻奈何？

岐伯曰：上下所主，随其攸利①，正其味，则其要也。左右同法。大要曰：少阳之主，先甘后咸；阳明之主，先辛后酸；太阳之主，先咸后苦；厥阴之主，先酸后辛；少阴之主，先甘后咸；太阴之主，先苦后甘。佐以所利，资以所生，是谓得气。

帝曰：善。夫百病之生也，皆生于风寒暑湿燥火，以之化之变也。经言盛者泻之，虚则补之，余锡以方士，而方士用之尚未能十全，余欲令要道必行，桴鼓相应，犹拔刺雪污，工巧神圣，可得闻乎？

▶译文

黄帝道：先生所说的春秋之气开始在前，冬夏之气开始于后，我已知道了。然而六气往复运动，主岁之时有非固定不变，其补泻方法是怎样的？

岐伯说：根据司天、在泉之气所主之时，随其所宜，正确选用药味，是治疗上的主要关键。左右间气的治法与此相同。《大要》说：少阳主岁，先甘后咸，阳明主岁，先辛后酸；太阳主岁，先咸后苦，厥阴主岁，先酸后辛；少阴主岁，先甘后咸；太阴主岁，先苦后甘。佐以所宜的药物，助其生化之源泉，就掌握了治疗致病的规律。

黄帝道：讲得对！许多疾病的发生，都由于风、寒、暑、湿、燥、火六气的变化。医经上说：实证用泻法治疗，虚证用补法治疗，我把它告诉了医工，但是医工们运用了它，还不能收到十全的效果。我想使这些重要理论广泛流传并加以运用，收到桴鼓相应的效果，像拔出芒刺、洗除污垢一样容易，使一般医生熟能生巧，得心应手，这些内容您能讲给我听吗？

▶注释

①攸利：攸，所。攸利，所宜的意思。

## 六气致病的机理

▶原文

岐伯曰：审察病机，无失气宜，此之谓也。

帝曰：愿闻病机何如？

岐伯曰：诸风掉眩①，皆属于肝；诸寒收引②，皆属于肾；诸气膹郁③，皆属于肺；诸湿肿满，皆属于脾；诸热瞀瘛④，皆属于火；诸痛痒疮，皆属于心；诸厥固泄⑤，皆属于下；诸痿喘呕，皆属于上；诸禁鼓栗⑥，如丧神守⑦，皆属于火；诸痉项强，皆属于湿；诸逆冲上，皆属于火；诸胀腹大，皆属于热；诸燥狂越，皆属于火；诸暴强直⑧，皆属于风；诸病有声，鼓之如鼓⑨，皆属于热；诸病胕肿⑩，疼酸惊骇，皆属于火；诸转反戾，水液浑浊，皆属于热；诸病水液，澄彻清冷，皆属于寒；诸呕吐酸，暴注下迫，皆属于热。

故大要曰：谨守病机，各司其属，有者求之，无者求之，盛者责之，虚者责之，必先五胜，疏其血气，令其调达，而致和平，此之谓也。

▶译文

黄帝道：请问疾病发生和发展变化机理是怎样的？

岐伯说：凡是风病，振摇眩晕，都属于肝。凡是寒病，收引拘急，都属于肾。

凡是气病，喘急胸闷，都属于肺。凡是湿病，浮肿胀满，都属于脾。凡是热病，神志昏乱，肢体抽搐，都属于火。凡是疼痛，瘙痒疮疡，都属于心。凡是厥逆，二便不通或失禁，都属于下焦。凡是痿症，喘逆呕吐，都属于上焦。凡是口噤不开，鼓颔颤抖，神志不安，都属于火。凡是痉病，颈项强急，都属于湿。凡是气逆上冲，都属于火。凡是胀满腹大，都属于热。凡是躁动不安，发狂越常，都属于火。凡是突然发生强直，都属于风。凡是因病有声，叩之如鼓，都属于热。凡是浮肿，疼痛酸楚，惊骇不宁，都属于火。凡是转筋反折，患者排出的水液浑浊不清，都属于热。凡是排泄的水液澄明清冷，都属于寒。凡是呕吐酸水，急剧的下利，都属于热。

所以《大要》说：谨慎地掌握病机，分别观察其所属关系，有邪、无邪均必须加以推求，实证、虚证都要详细研究，首先分析五气中何气所胜，然后疏通其血气，使之调达舒畅，而归于和平，说的就是这个意思。

▶注释

①掉眩：掉，摇晃；掉眩，眩晕旋转之意。

②收引：指筋脉痉挛的样子。

③膹郁：膹，气逆、喘急；郁，闷。

④瞀瘛：瞀，昏闷；瘛，抽搐。

⑤厥固泄：厥，在病症中指昏厥和肢厥；固，二便不通；泄，二便泄利。

⑥禁鼓栗：禁，通"噤"，指口噤不开；鼓栗，是战栗的样子。

⑦如丧神守：指寒战等一些躯体动作不能控制，有如神明不能主持。

⑧暴强直：暴，是突然的意思，指突然发生的全身筋脉挛急。

⑨鼓之如鼓：第一个"鼓"，是叩击的意思。即叩击腹部如打鼓一样。

⑩胕肿：指皮肉肿胀溃烂。

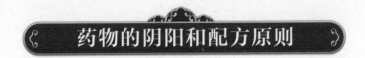

# 药物的阴阳和配方原则

▶原文

帝曰：善。五味阴阳之用何如？

岐伯曰：辛甘发散为阳，酸苦涌泄为阴，咸味涌泄为阴，淡味渗泄为阳。

六者或收或散，或缓或急，或燥或润，或软或坚，以所利而行之，调其气使其平也。

帝曰：非调气而得者，治之奈何？有毒无毒，何先何后，愿闻其道。

岐伯曰：有毒无毒，所治为主，适大小为制也。

帝曰：请言其制？

岐伯曰：君一臣二，制之小也；君一臣三佐五，制之中也；君一臣三佐九，制之大也。

寒者热之，热者寒之①，微者逆之，甚者从之②，坚者削之，客者除之，劳者温之，结者散之，留者攻之，燥者濡之，急者缓之，散者收之，损者温之，逸者行之，惊者平之，上之下之，摩之浴之，薄之劫之，开之发之，适事为故。

▶译文

黄帝道：讲得对。药物五味有阴阳之分，它们的作用怎样？

岐伯说：辛甘发散的属阳，酸苦涌泻的属阴，咸味涌泻的属阴，淡味渗泄的属阳。辛、甘、酸、苦、咸、淡六者，或收敛，或发散，或缓和，或急暴，或燥湿，或润泽，或柔软，或坚实，根据病情之所宜运用，以条理气机，使阴阳归于平衡。

黄帝道：有的病不是用调气之法所能治愈的，应该怎样治疗？有毒无毒之药，哪种先用，哪种后用？我想知道它的方法。

岐伯说：有毒无毒药物的使用，以适应所治病症的需要为原则，根据病情的轻重制定方剂大小。

黄帝道：请你讲讲方剂的制度。

岐伯说：君药一，臣药二，是小方的组成法；君药一，臣药三，佐药五，是中等方的组成法；君药一，臣药三，佐药九，是大方的组成法。

寒病用热药治疗，热病用寒药治疗，病轻的逆其病气而治，病重的从其病气而治，坚实的削弱它，有客邪的驱除它，因劳所致的温养它，耗散的收敛它，虚损的温补它，安逸的通行它，惊悸的平静它。总之，要么升举，要么降逆，要么按摩，要么浴洗，要么迫邪外出，要么劫夺病邪，要么用开泄，要么用发散，总之要以适合病情为准则。

▶注释

①寒者热之，热者寒之：这是一般正治的方法，即用温热的药治疗寒证，用寒凉的药物治疗热证。

②微者逆之，甚者从之：微和甚，指病势而言。指病情清浅得单纯没有假象，治疗药物性质要与疾病外在表现相反，如表现为热，就用寒药，这种方法就是"逆之"；病情很重的往往表现出与疾病性质本身相反的假象，治疗时药物的属性可能与疾病外在表现的偏性一致，例如大寒表现的发热，还要用温药治疗，这就是"从之"。

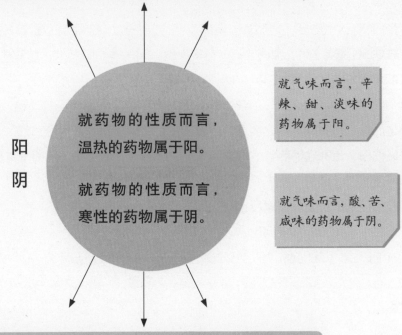

药物的阴阳属性

阴阳是中国传统文化中一对重要的概念，万事万物都能划分出阴和阳，图中所示为对药物阴阳属性的划分，从不同的角度，有不同的划分方式。

就药物的功效而言，具有发散、升浮功效的药物属于阳。

就药物的性质而言，温热的药物属于阳。

就药物的性质而言，寒性的药物属于阴。

阳

阴

就气味而言，辛辣、甜、淡味的药物属于阳。

就气味而言，酸、苦、咸味的药物属于阴。

就药物的功效而言，具有收敛、沉降功效的药物属于阴。

## 逆治、从治、反治

▶原文

帝曰：何谓逆从？

岐伯曰：逆者正治，从者反治，从少从多，观其事也。

帝曰：反治何谓？

岐伯曰：热因寒用，寒因热用[①]，寒因寒用，通因通用，必伏其所主，而先其所因[②]，其始则同，其终则异，可使破积，可使溃坚，可使气和，可使必已。

帝曰：善。气调而得者何如？

岐伯曰：逆之从之，逆而从之，从而逆之，疏气令调，则其道也。

帝曰：善。病之中外何如？

岐伯曰：从内之外者，调其内，从外之内者，治其外；从内之外而盛于外者，先调其内而后治其外，从外之内而盛于内者，先治其外而后调其内；中外不相及，则治主病。

帝曰：善。火热复，恶寒发热，有如疟状，或一日发，或间数日发，其故何也？

岐伯曰：胜复之气，会遇之时，有多少也。阴气多而阳气少，则其发日远[③]；阳气多而阴气少，则其发日近。此胜复相搏，盛衰之节，疟亦同法。

帝曰：论言治寒以热，治热以寒，而方士不能废绳墨而更其道也。有病热者寒之而热，有病寒者热之而寒，二者皆在，新病复起，奈何治？

岐伯曰：诸寒之而热者，取之阴；热之而寒者，取之阳；所谓求其属也。

帝曰：善。服寒而反热，服热而反寒，其故何也？

岐伯曰：治其王气是以反也。

帝曰：不治王而然者何也？

岐伯曰：悉乎哉问也。不治五味属也。夫五味入胃，各归所喜，故酸先入肝，苦先入心，甘先入脾，辛先入肺，咸先入肾，久而增气，物化之常也。气增而久，夭之由也。

▶译文

黄帝道：什么叫逆从？

岐伯说：逆就是正治法，从就是反治法。反治药的多少，要根据病情而定。

黄帝道：反治是怎样的？

岐伯说：反治是指用热药治疗某些发热的症状，用寒药治疗某些发寒的症状，用补法治疗某些表现有壅塞症状的疾病，用通下的药物治疗某些表现有泻下症状的疾病。想制伏其主病，就必须先找出致病的原因。在运用反治法时，开始药物性质似乎与疾病的某些症状相同，但最终是药物性质与疾病的性质不同。可以用此来攻破积滞，消溃坚积，调和血气，治愈疾病。

黄帝道：对。调畅气机而病得痊愈的是怎样的呢？

岐伯说：或用逆治，或用从治，或先逆后从，或先从后逆，疏通气机，使其调达，这就是调气的治法。

黄帝道：对。病有内脏与体表相互影响的，如何治疗？

岐伯说：从内脏影响到体表的，先治其内脏病；从体表影响到内脏的，先治其体表病；从内脏影响到体表而偏重于内脏的，先治其体表病，后治其内脏病；内脏与体表没有相互影响的，就治其发病部位所主之病。

黄帝道：对。火热之病，反复恶寒发热，有如疟疾之状，或一天一发，或间隔数天一发，这是什么缘故？

岐伯说：因为胜复之气相遇的时候，阴阳之气有多少的关系。阴气多而阳气少，则发作的间隔时日就长；阳气多而阴气少，则发作的间隔时日就短。这是胜气与复气的相互搏斗，也是寒热盛衰的关键。疟疾的原理也是这样。

黄帝道：医论上说，治寒证当用热药，治热证当用寒药，医工是不能违背这些准则而改变其规律的。但是有些热病，服寒药后更热；有些寒病，服热药后更寒。不但原有的寒与热仍旧存在，而且更有新病增加，这应该怎样治疗呢？

岐伯说：凡是用寒药而反热的，应该滋其阴，用热药而反寒的，应该补其阳，这就是探求其根本而治的方法。

黄帝说：对。服寒药而反热，服热药而反寒，是什么原因呢？

岐伯说：仅注意治疗其亢盛之气，而忽略了虚弱之根本，所以有相反的结果。

黄帝道：有的并非由于治疗亢盛之气所造成的，是什么道理？

岐伯说：问得真详尽啊！没有治疗亢盛之气，那就是由于不知道五味所属的关系。大凡五味入胃后，各归入所喜的脏。所以酸味先入肝，苦味先入心，甘味先入脾,辛味先入肺,咸味先入肾。五味的进入达到一定程度,就会增强脏气,这是五味化生的一般规律。但是如果过久地偏好某一味,就会使脏气偏盛,出现相反的结果。

▶注释

①热因寒用,寒因热用:即反治法的法则。指用热药治疗真寒假热证,用寒药治疗真热假寒证。

②必伏其所主,而先其所因:主,指疾病的本质。意思是要想制伏其主病,就必找出致病的原因。

③日远:这里指间隔的时间比较长。

# 君药、臣药、使药

▶译文

帝曰:善。方制君臣,何谓也?

岐伯曰:主病之谓君,佐君之谓臣,应臣之谓使,非上下三品之谓也。

帝曰:三品何谓?

岐伯曰:所以明善恶之殊贯①也。

帝曰:善。病之中外何如?

岐伯曰:调气之方,必别阴阳,定其中外,各守其乡。内者内治,外者外治,微者调之,其次平之,盛者夺之,汗者下之,寒热温凉,衰之以属,随其攸利,谨道如法,万举万全,气血正平,长有天命。

帝曰:善。

▶译文

黄帝道:对。方剂的制度分君臣,是什么意思?

岐伯说:主治疾病的药叫作君,辅助君药的叫作臣,应顺臣药的叫作使,并不是指上、中、下三品的意思。

黄帝道:什么叫三品?

岐伯说:三品是用来说明药性有毒无毒的分类法。

黄帝道:讲得很好!怎样治疗疾病的内外证?

岐伯说：调治病气的方法，必须分辨阴阳，确定它在内还是在外，根据病之所在，在内的治内，在外的治外。病情轻微的，进行调理，稍重的则平治，较严重的则劫夺。在表的用汗法治疗，在里的用下法治疗。根据疾病寒、热、温、凉偏盛的不同，应用不同属性的药物治疗。总之，要选用对疾病有利的治疗方法。谨慎遵循上述治疗方法，就会万治万全，从而使人血气平和，寿命长久。

黄帝道：讲得好极了。

▶注释

①善恶之殊贯：这里指药物的有毒无毒之分。

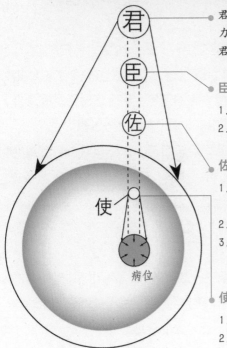

药物的
君、臣
佐、使

君、臣、佐、使是《内经》提出的中医药处方原则，是对处方用药规律的高度概括，是从众多方剂的用药方法、主次配伍关系等因素中总结出来的带有普遍意义的处方指南。

君

臣

佐

使

病位

● 君药就是在治疗疾病时起主要作用的药。其药力居方中之首，用量也较多。在一个方剂中，君药是首要的、不可缺少的药物。

● 臣药有两种
1.辅助君药发挥治疗作用的药物。
2.针对兼病或兼证起治疗作用的药物。

● 佐药有三种
1.佐助药：协助君臣药加强治疗作用，或直接治疗次要兼证。
2.佐制药：消除或减缓君臣药的毒性和烈性。
3.反佐药：与君药性味相反而又能在治疗中起相成作用。

● 使药有两种
1.为引经药，将各药的药力引导至患病部位。
2.为调和药，调和各药的作用。

# 疏五过论篇：面面俱到治病最合理

● 导读

　　本篇主要论述医生在诊治疾病时容易出现的五种过失，强调在诊治疾病时必须结合四时阴阳变化，患者的生活环境、身体状况、情绪变化等多方面进行综合分析。

▶原文

　　黄帝曰：呜呼远哉！闵闵乎若视深渊，若迎浮云，视深渊尚可测，迎浮云莫知其际，圣人之术，为万民式，论裁志意，必有法则，循经守数，按循医事，为万民副。故事有五过四德，汝知之乎？

　　雷公避席再拜曰：臣年幼小，蒙愚以惑，不闻五过与四德，比类形名，虚引其经，心无所对。

　　帝曰：凡未诊病者，必问尝贵后贱，虽不中邪，病从内生，名曰脱营。尝富后贫，名曰失精，五气留连，病有所并。医工诊之，不在脏腑，不变躯形，诊之而疑，不知病名，身体日减，气虚无精，病深无气，洒洒然时惊。病深者，以其外耗于卫，内夺于荣。良工所失，不知病情，此亦治之一过也。

　　凡欲诊病者，必问饮食居处，暴乐暴苦，始乐后苦，皆伤精气。精气竭绝，形体毁沮①。暴怒伤阴，暴喜伤阳。厥气上行，满脉②去形。愚医治之，不知补泻，不知病情，精华日脱，邪气乃并，此治之二过也。

　　善为脉者，必以比类、奇恒，从容知之，为工而不知道，此诊之不足贵，此治之三过也。

　　诊有三常，必问贵贱，封君败伤，及欲侯王？故贵脱势，虽不中邪，精神内伤，身必败亡。始富后贫，虽不伤邪，皮焦筋屈，痿躄③为挛，医不能严，不能动神，外为柔弱，乱至失常，病不能移，则医事不行，此治之四过也。

　　凡诊者，必知终始，有知余绪，切脉问名，当合男女。离绝菀结④，忧恐喜怒，五脏空虚，血气离守，工不能知，何术之语。尝富大伤，斩筋绝脉，身体复行，令泽不息，故伤败结，留薄归阳，脓积寒热。粗工治之，亟刺阴阳，身体解散，四肢转筋，死日有期，医不能明，不问所发，唯言死日，亦为粗心，此治之五过也。

凡此五者，皆受术不通，人事不明也。故曰：圣人之治病也，必知天地阴阳，四时经纪，五脏六腑，雌雄表里。刺灸砭石，毒药所主，从容人事，以明经道，贵贱贫富，各异品理，问年少长勇惧之理审于分部，知病本始，八正九候，诊必副矣。治病之道，气内为宝，循求其理，求之不得，过在表里⑤。守数据治，无失俞理，能行此术，终身不殆。不知俞理，五脏菀热，痈发六腑。诊病不审，是谓失常，谨守此治，与经相明。上经下经，揆度阴阳，奇恒五中，决以明堂，审于始终，可以横行。

▶译文

黄帝说：深远啊！道之远大幽深，好像视探深渊，又好像观看浮云，但渊虽深，尚可以测量，观看浮云，却看不到其边际。圣人的医学理论，是万民学习的典范，评价人，必有法则，只有遵循医学的常规法则，才能辅助万民生存。你知道医学中有"五过"和"四德"吗？

雷公离开席位再拜回答说：我年幼小，蒙昧无知，不曾听说过"五过"和"四德"，虽然也能从病的症状和名目上来比类，但只是虚引经义而已，心里还不明白不能回答。

黄帝说：在未诊病前，应问患者的生活情况，如果是先贵后贱，虽然没有感受外邪，也会病从内生，这种病叫"脱营"。如果是先富后贫，发病叫作"失精"，由于五脏之气留连不运，积并而为病。医生诊察这种病，病的初期，由于病不在脏腑，形体也无改变，医生常诊而疑之，不知是什么病。日久则身体逐渐消瘦，气虚而精无以生，病势深重则真气被耗，阳气日虚，因洒洒恶寒而心怯时惊，其所以病势日益深重，是因为在外耗损了卫气，在内劫夺了营血。这种病即便是技术高明的医生，若不问明患者的情况，不知其致病的原因，更不能治愈，这是诊治上的第一个过失。

凡欲诊治疾病时，一定要问患者的饮食和居住环境，以及是否有精神上的突然欢乐，突然忧苦，或先乐后苦等情况，这些都会损耗人体精气，精气败竭，形体毁损。突然大怒则伤阴，突然大喜则伤阳，阴阳俱伤，则使人气厥逆而上行，充满于经脉，而神亦浮越，形体消瘦。技术低劣的医生，在诊治这种疾病时，既不能恰当地运用泻治法，又不了解病情，致使精气日渐耗散，邪气得以积并，这是诊治上的第二个过失。

善于诊脉的医生，必将病之奇恒，比类辨别，从容分析，得知其病情，如果医生不懂得这个道理，他的诊治技术就没有什么可贵之处，这是诊病上的第三个过失。

诊病时须注意三种情况，即必须问其社会地位的贵贱，及是否曾有被削爵失势之事，以及是否有欲做侯王的妄想。因为原来地位高贵，失势以后，其情志必抑郁不伸，这种人，虽然未中外邪，但由于精神已经内伤，身体必然败亡。先富后贫的人，虽然没受病邪，也会导致皮毛焦枯、筋脉拘急，出现痿、躄之病。像这类疾病，如果医生的态度不严肃，不劝患者改换精神状态，反而软弱地随从患者的意愿，就是失掉医疗的法度，疾病得不到较好的治疗，也不会有好的治疗效果，这是治疗中的第四种过失。

凡诊治疾病，必须了解其发病初期和现在的病情，又要知其病之本末，在诊脉问症时，应结合男女在生理及脉证上的特点。如因亲爱之人分离而怀念不绝，致情志郁结难解，及忧恐喜怒等，都可使五脏空虚，血气离守，医生如不知道这些道理，还有什么诊治技术可言。比如患者曾经受过大伤、筋脉断绝，身体虽然恢复到能够行动，但津液不能滋生，所以形体损伤、血气郁结，归属于阳分，脓液蓄积，形成寒热。庸医在治疗时，如果针刺阴阳经脉，会导致患者身体懈惰、四肢筋脉拘急，从而使患者的死亡加速。医生不能明辨，又不询问发病的原因，只会说死亡的日期，这也只是庸医而已。这是治疗中的第五种过失。

上述的五种过失，都是由于医生的学术不精，人情事理不明所造成的。所以说：圣人治病，必知自然界阴阳的变化，四时寒暑的规律，五脏六腑之间的关系，经脉之阴阳表里，刺灸、砭石、毒药治病之所宜，能周密详审人情事理，以明了经论的道理。从患者的贵贱贫富，区分其品质标格及发病的各自特点，问其年龄之长幼，知其性情勇怯之理，审察病色出现的部位，以知其病之本始，并结合四时八风正气及三部九候脉象进行分析，所以他的诊疗技术是全备的。治病的道理，应重视患者元气的强弱，从其元气的强弱变化中，探求其病，如果求之不得，其病便是在阴阳表里之间。治病时应遵守气血多少及针刺深浅等常规，不要失去取穴的理法，能这样来进行医疗，则终生可不发生差错。如果不知取穴的理法，而妄施针石，可使五脏积热，痈发于六腑。若诊病不能详审周密，便是失常，若能遵守这些诊治法则，自会与经旨相明，能通晓《上经》《下经》之义，及如何揆测度量阴阳的变化，诊察奇恒之疾和五脏之病，而取决于明堂之色，审知疾病的始终等道理，在治疗上便无往而不胜了。

▶**注释**

①毁沮：摧毁，破坏。

②满脉：喻气血上涌，气满脉内。多因怒气太过，厥逆之气上行所致。

③痿躄：痿之又名。主要指四肢痿弱、足不能行。

④菀结：郁结。谓思积于中而不得发泄。

⑤表里：表里是辨别病位外内浅深的一对纲领。表与里是相对的概念，如躯壳与脏腑相对而言，躯壳为表，脏腑为里；脏与腑相对而言，腑属表，脏属里；经络与脏腑相对而言，经络属表，脏腑属里；经络中三阳经与三阴经相对而言，三阳经属表，三阴经属里；皮肤与筋骨相对而言，皮肤为表，筋骨为里，等等。因此，对于病位的外内浅深，都不可作绝对地理解。

# 灵枢

《灵枢》以阴阳五行学说为指导，全面论述了人体的生理、病理、诊断、治疗、摄生等问题，并详叙了脏腑、精、神、气、血、津液的功能和病理变化，强调了人与自然的密切联系及人体内部协调统一的整体观念，而其最突出的特点则是更翔实地阐述了经络理论和针法，为针灸学的发展奠定了基础。

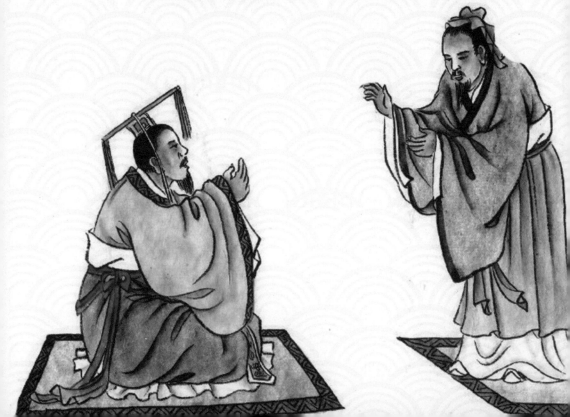

# 九针十二原：针刺的一般规律

• 导读

本篇介绍了泻实和补虚的方法；说明了持针的基本要领；阐述了九针的名称和形状。

▶原文

黄帝问于岐伯曰：余子万民，养百姓，而收其租税。余哀其不给①，而属有疾病。余欲勿使被毒药②，无用砭石③，欲以微针，通其经脉，调其血气，营其逆顺出入之会。令可传于后世，必明为之法，令终而不灭，久而不绝，易用难忘，为之经纪④，异其章，别其表里，为之终始⑤。令各有形，先立针经。愿闻其情。

岐伯答曰：臣请推而次之，令有纲纪，始于一，终于九焉。请言其道！

▶译文

黄帝对岐伯说：我爱护万民，亲养百官，向他们征收钱粮赋税。我怜悯百姓生活不能自给，还不断发生疾病。我想不用药物和砭石的治法，而通过微针疏通经脉、调理气血、调节经脉气血的逆顺出入来达到治疗的目的。要想使这种疗法流传后世，必须明确提出使用法则。要想使它长久保留，永不失传，便于运用又不会被忘记，就必须建立条理清晰的体系，分出不同的篇章，区别表里层次，明确气血终而复始的循行规律。要把各种针具的形态及其用途交代清楚，我认为应首先制定一部针经。我想听听您对这个问题的看法。

岐伯回答说：让我尽自己所知道的，从小针开始，直到九针，依次说说其中的道理。

▶注释

①不给：指生活上不能自足。

②被毒药：被，通"服"。毒药，古代对一般药物的总称。

③砭石：古代最早的医疗工具之一，用于砭刺患部以治疗各种疾病及排脓放血等。

④经纪：纲纪、纲领之意。

⑤别其表里，为之终始：使《针经》内容表里清晰，有始有终。

# 经气的变化与针刺

▶原文

小针之要①，易②陈而难③入。粗守形，上守神。神乎神，客在门。未睹其疾，恶知其原④？刺之微⑤，在速迟。粗守关，上守机，机之动，不离其空。空中之机，清静而微。其来不可逢，其往不可追。知机之道者，不可挂以发。不知机道，扣之不发。知其往来⑥，要与之期。粗之暗乎，妙哉，工独有之。

往者为逆，来者为顺，明知逆顺，正行无问。迎而夺之，恶得无虚？追⑦而济之，恶得无实？迎之随之，以意和之，针道毕矣。

▶译文

小针治病的要点，容易掌握，但要达到精妙的地步却很困难。一般技术粗浅的医生只知道拘泥于观察患者的形体，仅从外表来辨别病情，而高明的医生则能根据患者的神气盛衰和气血虚实变化来加以针治。气血循行于经脉，出入有一定的门户，病邪也能从这些门户侵入体内。若不详细了解病情，认清疾病的本质，怎么能知道疾病发生的原因而给予正确的治疗呢？针刺的微妙关键在于疾徐手法的运用。粗劣的医生只知道死守与症状相对应的若干穴位来进行治疗，而高明的医生却注重观察患者经络

持针的方法

针刺时，持针的姿势很重要，一般根据用指的多少，又分为二指持针法、三指持针法、四指持针法。

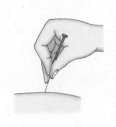

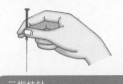

**二指持针**

用右手拇食两指指腹执持针柄，针身与拇指呈90°。一般用于针刺浅层腧穴的短毫针常用持针法。

**三指持针**

用右手拇指、食指、中指指腹执持针柄。一般用于长针深刺的持针法。

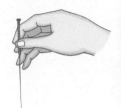

**四指持针**

用右手拇指、食指、中指、无名指指腹执持针柄，小指指尖抵于针旁皮肤，支持针身垂直。一般用于长针深刺的持针法。

中气机的变化，并以此为依据来选取相应的穴位进行治疗。经气的循行离不开穴位孔窍，这些穴位孔窍中气机的变化细小而微妙。当邪气正盛时，切不可迎而用补法；当邪气已去时，不宜追而用泻法。懂得依据经气虚实变化而施治的医生，不会有毫发差错；不懂得经气虚实变化道理的人，就如同扣在弦上的箭，不能及时准确地射出一样。只有掌握经气往来逆顺的变化，才能把握住针刺的正确时机。劣医对此昏昧无知，只有高明的医生才能体察到其中的奥妙。

经气的逆顺：气去的，脉虚而小为逆；气来的，脉平而和为顺。明白经气往来逆顺的变化，就可以大胆地施行针法。迎着经脉的循行方向进针，与其来势相逆，施用泻法，邪气就会由实转虚；随着经脉的循行方向进针，与其去势相顺，施用补法，正气就会由弱变强。因此，正确掌握迎随的补泻方法，用心体察气机虚实变化的奥妙，掌握了这个关键，针刺的道理也就大体完备了。

三棱针（锋针）的刺法

三棱针即九针中的第四针——锋针。根据病情及部位的需要，有以下几种常用的刺法：

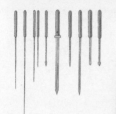

三棱针即九针中的"锋针"

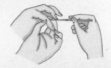

**点刺法**

推按被刺穴位，使血液积聚于针刺部位，用左手夹紧被刺部位，右手持针，对准穴位迅速刺入，随即将针退出，轻轻挤压针孔周围，使出血少许。多用于高热、昏迷、中暑等。

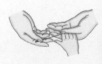

**挑刺法**

用左手按压针刺部位两侧，或捏起皮肤，使皮肤固定，右手持针迅速刺入皮肤，随即将针身倾斜挑破皮肤，使之出少量血液或少量黏液。常用于肩周炎、支气管哮喘、血管神经性头痛等。

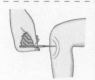

**散刺法**

是由病变外缘呈环形向中心点刺的一种方法。多用于局部淤血、肿痛、顽癣等。

**刺络法**

先用带子结扎在针刺部位上端（近心端），左手拇指压在被针刺部位下端，右手持针对准针刺部位的络脉，刺入2～3毫米后立即将针退出，使其流出少量血液。多用于急性吐泻、中暑、发热等。

▶注释

①之要：重大，值得重视的。

②易：《易经》，讲变易与不变、恒定与灵活性的对立统一。

③难：《难经》。

④恶知其原：诊断术语，意思是真知其病情（疾病的起因、变化的情况），而无两可之见。

⑤微：细致入微。

⑥往来："变易"。

⑦迎、追：迎随。

# 虚实补泻的原则

▶原文

凡用针者，虚则实之，满则泄之，宛陈则除之，邪胜则虚之。大要曰：徐而疾则实，疾而徐则虚。言实与虚，若有若无。察后与先，若存若亡。为虚与实，若得若失。

虚实之要，九针最妙，补泻之时，以针为之。泻曰，必持内之，放而出之，排阳得针，邪气得泄，按而引针，是谓内温，血不得散，气不得出也。补曰随之，随之意，若妄之，若行若按，如蚊虻止，如留如还，去如弦绝，令左属右，其气故止，外门已闭，中气乃实①，必无留血，急取诛之。

持针之道，坚者为宝。正指直刺，无针左右，神在秋毫②，属意病者。审视血脉者，刺之无殆。方刺之时，必在悬阳，及与两卫。神属勿去，知病存亡。血脉者，在腧横居③，视之独澄，切之独坚。

▶译文

一般针法的运用原则是：虚证用补法，实证用泻法，气血瘀结的则用破血行气法，邪气盛的则用攻邪法。《大要》说：徐缓进针而急速出针，则能使正气充实，这是补法；急速进针而徐缓出针，则能使邪气随针外泄，这是泻法。针下有气的为实，针下无气的为虚。通过考察病情的缓急，决定补泻的先后顺序。根据气的虚实，来决定留针或出针。所谓实与虚，就是对于正气虚的，采用补法，使患者感到若有所得；对于邪气盛的，采用泻法，使患者感到若有所失。

虚实补泻的要点，以运用九种不同的针具和手法最为奇妙，补泻的合适时机都可利用针刺的手法来实现。所谓泻法，就是要很快持针刺入，而得气后要缓慢地将针退出，并摇大针孔，在属阳的体表部位，通过针刺，使邪气随针外泄。若出针时按住针孔，就会使血气蕴蓄于内，瘀血不能泄散，邪气也不能外出，这是一般所说的内温。所谓补法，就是指顺着经脉循行的方向进针，在行针导气、按穴下针时手法熟练轻巧，就像蚊虫叮在皮肤上的感觉，似有似无。出针时，要迅速，像箭离弦那样快，当右手出针时，左手应当随即按住针孔，使经气因此而留止，像把外面的门关起来一样，中气自然就充实了。应当防止瘀血停留，若有瘀血，应及时除去。

持针的方法，以紧握针柄最为重要。进针时用右手拇、食、中三指夹持针具，下针要端正直刺，针体不可偏左偏右。在操作过程中，持针者精神要集中，注意针下的感觉，并留意观察患者，仔细审视血脉虚实，这样针刺就不会发生危险。将要针刺的时候，要注意患者的双目及面部神色的变化，以体察其神气的盛衰，不可稍有疏忽，从而测知疾病的好坏和转归。如果血脉横布在腧穴周围，看起来很清楚，用手按切也感到坚实，下针时就应该避开它。

▶注释

①中气乃实：则中气自然就充实了。

②神在秋毫：聚精会神，明察秋毫。

③在腧横居：横结分布于经穴之间。

# 九针之名及其功用

▶原文

九针之名，各不同形。一曰镵针，长一寸六分；二曰员针，长一寸六分；三曰鍉针，长三寸半；四曰锋针，长一寸六分；五曰铍针，长四寸，广二分半；六曰员利针，长一寸六分；七曰毫针，长三寸六分；八曰长针，长七寸；九曰大针，长四寸。

针者，头大末锐，去泻阳气；员针者，针如卵形，揩摩分间①，不得伤肌肉者，以泻分气；鍉针者，锋如黍粟之锐，主按脉勿陷，以致其气；锋针者，刃三隅以发痼疾，铍针者，末如剑锋，以取大脓；员利针者，大如厘，且员且锐，中身微大，以取暴气；毫针者，尖如蚊虻喙，静以徐往，微以久留之而养，以取痛痹；长针者，锋利身薄，可以取远痹；大针者，尖如梃，其锋微员，以泻机关之水也。九针毕矣。

▶译文

九针的名称和形状都各不相同：第一种叫作"镵针"，长一寸六分；第二种叫作"圆针"，长一寸六分；第三种叫作"鍉针"，长三寸五分；第四种叫作"锋针"，长一寸六分；第五种叫作"铍针"，长四寸，宽二分半；第六种叫作"圆利针"，长一寸六分；第七种叫作"毫针"，长三寸六分；第八种叫作"长针"，长七寸；第九种叫作"大针"，长四寸。

　　九针的功用：镵针，头大而针尖锐利，适用于浅刺，以泻皮肤肌表的阳热；圆针，针头卵圆，用以按摩肌肉，既不会损伤肌肉，又能疏泄肌肉之间的邪气；鍉针，针尖像黍粟米粒一样圆而微尖，主要用来按压经脉，流通气血，但不会深陷皮肤之内，所以可以引正气而祛邪气；锋针，针锋锐利，三面有刃，用以治疗顽固的宿疾；铍针，针尖像剑锋一样锐利，可以用来刺痈排脓；圆利针，针尖如长毛，圆而锐利，针的中部稍粗，可以用来治疗急病；毫针，针尖纤细像蚊虫的嘴，可以轻缓地刺入皮肤，轻微鍉针而持久留针，正气因而得到充养，邪气尽散，出针后加以调养，用以治疗痛痹；长针，针尖锋利而针身细长，可以治疗经久不愈的痹病；大针，身粗而巨，针尖略圆，针形如杖，可以用来泻去关节积水。九针的名称、形状与主治作用，大致就是如此了。

▶注释

　　①揩摩分间：在针灸中的一种使用圆针的操作方式。圆针后来被称为按摩针，还有就是以手代替针灸针，又称为指针，而现代用羊角做成的刮痧板，其角顶尖圆顿可作按摩。或许圆针也是仿生工具。

## ❰邪气对人体的伤害与针刺原则❱

▶原文

　　夫气之在脉也，邪气在上，浊气在中，清气在下。故针陷脉则邪气出，针中脉则浊气出，针太深则邪气反沉、病益。故曰：皮肉筋脉，各有所处。病各有所宜。各不同形，各以任其所宜，无实无虚。损不足而益有余，是谓甚病。病益甚，取五脉者死，取三脉者恇；夺阴者死，夺阳者狂，针害毕矣。

　　刺之而气不至，无问其数。刺之而气至，乃去之，勿复针。针各有所宜，各不同形，各任其所，为刺之要。气至而有效，效之信，若风之吹云，明乎若见苍天，刺之道毕矣。

▶译文

大凡邪气侵入了人体经脉，风热阳邪常侵犯上部，食积秽浊之气往往停留在中部，清冷寒湿邪气常侵犯下部。因此，在针刺的时候，上部取筋骨陷中的腧穴，可以祛除风热之邪；针刺中部阳明经合穴，可以祛除胃肠浊气。但如果病在浅表而针刺太深，则会引邪入里，邪气随之深入而加重病情。所以说，皮、肉、筋、脉，各有一定的部位，而每种病也各有与之相适应的治疗方法。九针的形状都不相同，各有其相适应的病症，要根据病情适当选用，实证不可以用补法，虚证不可以用泻法。如果正气不足反用泻法或邪气有余反用补法，就会加重病情。精气不足的患者，如果误泻五脏阴经之气，就会使患者阴虚而死亡；阳气不足的患者，如果误泻六腑阳经之气，就会使患者正气衰弱而精神错乱。总之，误泻阴经，使脏气耗竭，就会导致死亡；误泻阳经，耗伤了六腑阳气，则会使人发狂，这些都是误用补泻的害处。

下针后，如果没有得气，不管次数多少，都应当施行手法以候经气的到来；下针如果得气，就可以出针，不必再行针刺和留针了。九针各有不同的功用，针的形状不同，适用的部位也不相同，要根据病情选用，这是针刺的要点。针下得气，表明有疗效。疗效显著的，就像风吹云散，重见天日一样，针刺的道理就是这样的。

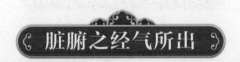

## 脏腑之经气所出

▶原文

黄帝曰：愿闻五脏六腑所出之处。

岐伯曰：五脏五腧，五五二十五腧，六腑六腧，六六三十六腧，经脉十二，络脉十五，凡二十七气，以上下。所出为井，所溜为荥，所注为腧，所行为经，所入为合，二十七气所行，皆在五腧也。

节之交，三百六十五会，知其要者，一言而终，不知其要，流散无穷。所言节者，神气之所游行出入也。非皮肉筋骨也。

▶译文

黄帝道：我想听你讲讲五脏六腑的经气所出情况。

岐伯说：五脏各有其自己的经脉，每条经脉各有井、荥、输、经、合五个腧穴，五条经脉共计二十五个腧穴；六腑也各有其自己的经脉，每条经脉各有井、荥、输、原、经、合六个腧穴，六条经脉共计三十六个腧穴。脏腑共有十二条经脉，每条经脉又各有一络脉，加上任脉、督脉和脾之大络，共有十五络脉，十二经加十五络，这二十七脉之气上下循行于全身。脉气所发出的地方，如同泉水的源头，叫作"井"；脉气所流过的地方，像刚从泉眼流出的微小水流，叫作"荥"；脉气所灌注的地方，像水流汇聚，而能转输运行，叫作"输"；脉气所行走的地方，像大的水流迅速流过一样，叫作"经"；脉气所进入的地方，像百川汇合入海，叫作"合"。十二经脉和十五络脉的二十七气出入流注运行的地方，就是在这井、荥、输、经、合的五腧穴之中。

人体关节交接部位，共有三百六十五个会合处，如果掌握了它的特点，懂得了其中的要领，用一句话就可以说明；如果不懂得其中的要领，就会漫无边际抓不住头绪，从而对这么多腧穴也就无法完全了解。需要指出的是，这里所说的关节部位的空隙处，是指神气游行出入的地方，不是指皮肉筋骨的局部形态。

## 针刺时的注意要点

▶原文

观其色，察其目，知其散复。一其形，听其动静，知其邪正，右主推之，左持而御之，气至而去之。

凡将用针，必先诊脉，视气之剧易，乃可以治也。五脏之气已绝于内，而用针者反实其外，是谓重竭，重竭必死，其死也静。治之者，辄反其气，取腋与膺。五脏之气已绝于外，而用针者反实其内，是谓逆厥，逆厥则必死，其死也躁。治之者，反取四末。

刺之，害中而不去，则精泄；害中而去，则致气。精泄则病益甚而恇，致气则生为痈疡。

▶译文

在进行针刺时，医生必须观察患者的气色，注意患者的眼神，从而了解患者的精神及正气是处于涣散状态还是有所恢复，辨别患者形体的强弱，听声音的变化，就可以了解邪正虚实的情况。然后右手进针，左手扶持针身，等到针下得气，即可出针。

凡是在针刺之前，医生必须先诊察脉象，知道脏气的虚实，才可以制定相应的治疗措施。如果五脏的阴经在里面已经竭绝了，反用针补在外的阳经，则阳愈盛阴愈虚，这叫作重竭，重竭必然会致人死亡，但患者死亡时的表现是安静的。形成重竭的主要原因，是医者误治，违反了脏气阴虚理应补脏的原则，而取腋下和胸部脏气所出的腧穴促使脏气愈趋虚竭。如果五脏的阳气在外面已经虚竭了，反用针补在内的阴经，则阴愈盛阳愈虚了，引起四肢厥冷，叫作逆厥，逆厥也必然致人死亡，但患者死亡时表现得很烦躁。这也是由于医者误治，违反了阳气已虚理应补阳的原则，反而取四肢末端的穴位，促使阳气虚竭所致。

针刺已刺中病邪要害而不出针，反而会使精气外泄；没有刺中病邪要害而出针，就会使邪气留滞不散。如果出针太迟，损耗了精气，病情就会加重，甚至造成形体衰败；如果出针太快，邪气就会留滞，使肌肤上发生痈疡。

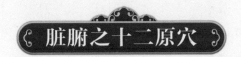

## 脏腑之十二原穴

▶原文

五脏有六腑，六腑有十二原，十二原出于四关，四关主治五脏。五脏有疾，当取之十二原，十二原者，五脏之所以禀三百六十五节气味也。五脏有疾也，应出十二原，十二原各有所出，明知其原，睹其应，而知五脏之害矣。阳中之少阴，肺也，其原出于太渊，太渊二。阳中之太阳，心也，其原出于大陵，大陵二。阴中之少阳，肝也，其原出于太冲，太冲二。阴中之至阴，脾也，其原出于太白，太白二。阴中之太阴，肾也，其原出于太溪，太溪二。膏之原，出于鸠尾，鸠尾一。肓之原，出于脖胦，脖胦一。

凡此十二原者，主治五脏六腑之有疾者也。胀取三阳，飧泄取三阴。

今夫五脏之有疾也，譬犹刺也，犹污也，犹结也，犹闭也。刺虽久，犹可拔也；污虽久，犹可雪也；结虽久，犹可解也；闭虽久，犹可决也。或言久疾之不可取者，非其说也。夫善用针者，取其疾也，犹拔刺也，犹雪污也，犹解结也，犹决闭也。疾虽久，犹可毕也。言不可治者，未得其术也。

刺诸热者，如以手探汤；刺寒清者，如人不欲行。阴有阳疾者，取之下陵三里，正往无殆，气下乃止，不下复始也。疾高而内者，取之阴之陵泉；疾高而外者，取之阳之陵泉也。

▶译文

脏之表有六腑，六腑有十二原穴，十二原穴多出自两肘两膝的四肢关节部位。四肢肘膝关节原穴可以主治五脏疾病，所以五脏有病就应当取十二个原穴来治疗。因为这十二个原穴是全身三百六十五节禀受五脏的气化与营养而精气注于体表的部位。所以五脏有病，其变化往往会反映到十二个原穴的部位上，而十二原穴也各有所属的内脏，了解原穴的性质，观察它们的反应，就可以知道五脏的病变情况。五脏中的心肺位于膈上，膈上属阳。就心肺而言，肺是阳部的阴脏，故为阳中之少阴，其原穴出于太渊，左右共二穴；心是阳部的阳脏，故为阳中之太阳，其原穴出于大陵，左右共二穴。五脏中的肝、脾、肾三脏位于膈下，膈下属阴。三脏对比而言，肝是阴部的阳脏，故为阴中之少阳，其原穴出于太冲，左右共二穴；脾是阴部的阴脏，故为阴中之至阴，其原穴出于太白，左右共二穴；肾居最下，是阴部的阴脏，故为阴中之太阴，其原穴出于太溪，左右共二穴。膏的原穴，出于胸部之鸠尾，属任脉，只有一穴。肓的原穴，出于小腹之气海，也只有一穴。

以上五脏共十穴，加上膏和肓的各一穴，合计十二穴。这十二个原穴，都是脏腑经络之气输注于体表的部位，所以可以用它们来治疗五脏六腑的各种疾病。凡是腹胀的病，都应当取足的三阳经经穴进行治疗；不化的泄泻，应当取足的三阴经经穴进行治疗。

五脏有病，就好比人的身上扎了刺，物体上有了污点，绳子上打了结，江河中遭淤塞一样。刺扎的时间虽然很久，但还是可以拔除的；污垢沾染的日子虽然很久，但还是可以洗掉的；绳子打上结扣的时间虽然很久，但还是可以解开的；江河淤塞的日子虽然很久，但还是可以疏通的。有人认为病久了就不能治愈，这种说法是不对的。善于用针的医生，其治疗疾病，就好像拔除扎刺、洗去污垢、解开绳结、疏通淤塞一样。病的时间虽然很久，但依然能够治愈。说久病不能治的人，是因为没有掌握针刺的技术。

针刺治疗各种热病，应当浅刺快刺，就好像用手去试探沸腾的汤水一样，一触即起；针刺治疗阴寒疾病，应当深刺留针，就好像旅人留恋着家乡，不愿走开那样。阴分出现热象的患者，应当取用阳明经的足三里穴进行治疗，准确刺入而不要懈怠，邪气退了便应出针，如果邪气不退，则应继续针刺。征候出现在上部而属于在内的脏病，可取足太阴脾经的阴陵泉穴进行治疗；征候出现在上部而属于在外的腑病，可取足少阳胆经的阳陵泉穴进行治疗。

## 十二经脉之原穴

| **手三阴经** | 肺经<br>心经<br>心包经 | 太渊<br>神门<br>大陵 | **足三阴经** | 脾经<br>肾经<br>肝经 | 太白<br>太虚<br>太冲 |
|---|---|---|---|---|---|
| **手三阳经** | 大肠经<br>小肠经<br>三焦经 | 合谷<br>腕骨<br>阳池 | **足三阳经** | 胃经<br>膀胱经<br>胆经 | 冲阳<br>京骨<br>丘虚 |

# 寿天刚柔：寿命与体质

●导读

　　本篇主要论述人的阴阳刚柔对针刺的影响，针刺的次数要根据得病时间的长短选择。介绍了根据人的形体气血推测寿命长短的方法，刺营分、刺卫分、刺寒痹的三种针刺方法，营分病、卫分病、寒痹病的症状表现与治疗，药熨的方法。

## 人之阴阳刚柔对针刺的影响

▶原文

　　黄帝问于少师曰：余闻人之生也，有刚有柔，有弱有强，有短有长，有阴有阳，愿闻其方。

　　少师答曰：阴中有阴，阳中有阳，审知阴阳，刺之有方。得病所始，刺之有理。谨度病端，与时相应。内合于五脏六腑，外合于筋骨皮肤。是故内有阴阳，外亦有阴阳。在内者，五脏为阴，六腑为阳；在外者，筋骨为阴，皮肤为阳。故曰病在阴之阴者，刺阴之荥输；病在阳之阳者，刺阳之合；病在阳之阴者，刺阴之经；病在阴之阳者，刺络脉。故曰病在阳者名曰风，病在阴者名曰痹，阴阳俱病名曰风痹。病有形而不痛者，阳之类也；无形而痛者，阴之类也。无形而痛者，其阳完而阴伤之也，急治其阴，无攻其阳。有形而不痛者，其阴完而阳伤之也，急治其阳，无攻其阴。阴阳俱动，乍有形，乍无形，加以烦心，命曰阴盛其阳，此谓不表不里，其形不久。

▶译文

　　黄帝问少师说：我听说人在出生时，性情刚柔不同，体质有强弱之分，形体有高矮之别，且分男女，我很想知道，在施用针法时应如何区别对待呢？

　　少师回答说：阴中有阴，阳中有阳，只有熟知阴阳的性情及掌握了阴阳的规律，针刺时才有法度可循。同时还要了解疾病发生的根源，及发病所处的时节，对症对时准确下针。施用针法，于体内要符合五脏六腑所表现的症状，于体外要与筋骨皮肤之证候相应。不仅人体内有阴阳，人体外亦有阴阳。在人体内五脏属阴，六腑属阳；在人体外筋骨属阴，皮肤属阳。因而治疗时，病在五脏者，可针刺阴经的荥穴和输穴；病在皮肤者，可针刺阳经的合穴；病在筋骨者，可针刺阴经的经穴；病在六腑者，可针刺阳经的络穴。所以说，病在体表的称为"风"，病在体内的称为"痹"，表里阴阳俱病的，称为"风痹"。如果人体表形体有病状而内脏无疼痛症状，多属于阳证；体表形体无病状而内脏有疼痛症状的，多属于阴证。是阴证者，应当急治其内脏，不要误攻其体表；是阳证者，应当速治其体表，不要误攻其内脏。如果表里同时有病，症状有时表现于体表，有时表现于内脏，加之患者烦躁不安，就成为内脏病甚于体表病，此时可说病邪既不单单在表，也不仅仅在里，属于表里同病，预示着其不久将会死亡。

| 针刺气血与浅深 | | | |
|---|---|---|---|
| 病位病性 | | 治疗原则 | 常用方法 |
| 病有深浅 | 在营（较深） | 出血（疏通其血） | 刺络放血 |
| | 在卫（较浅） | 出气（调和其气） | 平补平泻 |
| 病有寒热 | 寒 | 寒则热之（纳热） | 烧山火法，温灸，火针，药熨 |
| | 热 | 热则寒之 | 透天凉法 |

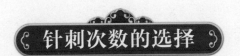

# 针刺次数的选择

▶原文

黄帝问于伯高曰：余闻形气之病先后，外内之应奈何？

伯高答曰：风寒伤形，忧恐忿怒伤气；气伤脏，乃病脏，寒伤形，乃应形；风伤筋脉，筋脉乃应。此形气外内之相应也。

黄帝曰：刺之奈何？

伯高答曰：病九日者，三刺而已；病一月者，十刺而已；多少远近，以此衰①之。久痹不去身者，视其血络，尽出其血。

黄帝曰：外内之病，难易之治奈何？

伯高答曰：形先病而未入脏者，刺之半其日。脏先病而形乃应者，刺之倍其日。此月内难易之应也。

▶译文

黄帝问伯高道：我听说人之外在形体和内存脏气在发病时先后不同，这当中的情况是怎样的呢？

伯高回答说：风寒邪气先伤害人的外在形体，患者担忧愤怒，伤及筋脉，筋脉乃病；风寒进

**针刺次数的选择**

针刺时次数的选择是有规律的，一般是按照病三天针刺一次的方法计算。具体到实际情况，还要看疾病是由外向内发展，还是由内向外发展。

外在形体先病，后侵入内脏

内脏先病，后影响外在形体

外病内侵的，针刺次数根据已病的日数减半，再依据病三天针一次的规律计算。

内病向外发展的，针刺次数为得病的天数加倍，再依据病三天针一次的规律计算。

而又伤及其体内脏气，体内脏气进一步伤害其五脏，而使五脏染病。这就是人之外在形体和内存脏气之疾病发生的先后关系。

黄帝又问：根据得病时间的长短，又怎样施用针刺治疗呢？

伯高回答说：得病九天的，针刺三次就可以了。得病时间为一个月的，针刺十次也就差不多了。无论得病时间长短，都可以依据病三天针一次的规律来推算需要针治的次数。如果疾病长久地存留在人体内而不离开，可仔细观察其发病部位的血络，针刺相应血络去其瘀血即可。

黄帝再问：人体内与体外之疾病，在治疗时有难治、易治的不同，此情况是怎样的呢？

伯高回答说：外在形体先染病而未侵入其内脏的，针刺的次数可以根据已病的日数减半，再依据病三日针一次的规律来计算。如果内脏先受病，进而形体受到影响的，针刺的次数则应当为得病的天数加倍，再依规律推算。这就是说疾病发生的部位有内外之分，而在治疗上也相应有难易之别。

▶注释

①衰：指祛除病邪的意思。

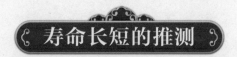

# 寿命长短的推测

▶原文

黄帝问于伯高曰：余闻形有缓急，气有盛衰，骨有大小，肉有坚脆，皮有厚薄，其以立寿夭①奈何？

伯高答曰：形与气相任则寿，不相任则夭。皮与肉相果则寿，不相果则夭，血气经络胜形则寿，不胜形则夭。

黄帝曰：何谓形之缓急？

伯高答曰：形充而皮肤缓者则寿，形充而皮肤急者则夭，形充而脉坚大者顺也，形充而脉小以弱者气衰，衰则危矣。若形充而颧不起者骨小，骨小则夭矣。形充而大肉②䐃坚而有分者肉坚，肉坚则寿矣；形充而大肉无分理不坚者肉脆，肉脆则夭矣。此天之生命，所以立形定气而视寿夭者，必明乎此立形定气，而后以临患者，决生死。

黄帝曰：余闻寿夭，无以度之。

伯高答曰：墙基③卑，高不及其地者，不满三十而死。其有因加疾者，不及二十而死也。

黄帝曰：形气之相胜，以立寿夭奈何？

伯高答曰：平人而气胜形者寿；病而形肉脱，气胜形者死，形胜气者危矣。

▶译文

黄帝问伯高说：我听说人有形体缓急之分，血气盛衰之别，骨节大小不一，肌肉坚脆不同，皮肤厚薄相异，怎样从这些方面来推测人的寿命长短呢？

伯高回答说：形体与血气相称，内外平衡的则多长寿，反之则多夭折。皮肤与肌肉相适应的则多长寿，反之则多夭折。内在气血经络满盛胜过外在形体的则多长寿，反之则多夭折。

黄帝问：什么叫作形体的缓急呢？

伯高回答说：外在形体充实且皮肤滑顺的多长寿，外在形体充实而皮肤紧缩的多夭折。外在形体充实且脉象坚定有力的多康顺,外在形体充实而脉象柔弱无力的多气衰,气衰的生命就危险了。如果外在形体充实而颧骨低平不突起的,为骨节小,骨节小的多夭折。外在形体充实且肌肉坚实、肤纹清楚的多长寿,外在形体充实而肌肉柔弱、肤纹不清楚的多夭折。此均为人的先天禀赋不同所致,根据这些形气的不同可推测人的寿命长短。做医生的必须首先明了这些道理,而后根据患者形气的情况做出诊断,以推测其生死。

黄帝说道:我听说人长寿或夭折,是很难测度的。

伯高回答说:就面部而言,如果耳边四周的骨骼凹陷,高度还不及耳前的肌肉,则此人不满三十岁就会死亡。若再加上患有其他疾病,其不到二十岁就会死亡。

黄帝问道:形体与经气不相适应时,怎样来推断人寿命的长短呢?

伯高回答说:就正常人来说,若经气胜过形体的就会长寿;对患者而言,若其形体之肌肉已经消瘦不堪而脱陷,即使经气胜过形体,也必将死亡;倘若形体肌肉脱陷,但形体胜过了经气的,其生命也是危险的。

▶注释

①寿夭:寿,指长寿;夭,指夭折。寿夭在此指长寿和短命。

②大肉:指人体大腿、手臂、臂部等肌肉比较肥厚的地方。

③墙基:这里指耳朵旁边的骨骼。

刺法三变

▶原文

黄帝曰:余闻刺有三变,何谓三变?

伯高答曰:有刺营者,有刺卫者,有刺寒痹之留经者。

黄帝曰:刺三变者奈何?

伯高答曰:刺营者出血,刺卫者出气,刺寒痹者内热。

▶译文

黄帝问:我听说刺法中有"三变"的说法,什么叫作"三变"呢?

伯高回答说:"三变"是指刺营分、刺卫分、刺寒痹停留于经脉这三种不同的针刺方法。

黄帝问：这三种刺法是如何运用的呢？

伯高回答说：刺营分用出血法，点刺以外泄瘀血；刺卫分用出气法，摇大针孔以疏泄卫气；刺寒痹用焠刺法，针后药熨以使热气纳于内。

## 营分病、卫分病、寒痹病的表现与治疗

▶原文

黄帝曰：营卫寒痹之为病奈何？

伯高答曰：营之生病也，寒热少气，血上下行。卫之生病也，气痛时来时去，怫忾贲响，风寒客于肠胃之中。寒痹之为病也，留而不去，时痛而皮不仁。

黄帝曰：刺寒痹内热奈何？

伯高答曰：刺布衣者，以火焠之；刺大人者，以药熨之。

黄帝曰：药熨奈何？

伯高答曰：用醇酒二十斤，蜀椒一斤，干姜一斤，桂心一斤，凡四种，皆㕮咀，渍酒中，用绵絮一斤，细白布四丈，并内酒中，置酒马矢煴中①，封涂封，勿使泄。五日五夜，出绵絮曝干之，干复渍，以尽其汁。每渍必晬其日，乃出干。干，并用滓与绵絮，复布为复巾，长六七尺，为六七巾，则用之生桑炭炙巾，以熨寒痹所刺之处，令热入至于病所，寒复炙巾以熨之，三十遍而止。汗出以巾拭身，亦三十遍而止。起步内中，无见风。每刺必熨，如此病已矣。

▶译文

黄帝问：营分病、卫分病、寒痹病的症状表现是怎样的呢？

伯高回答说：营分病，多表现为身发寒热，呼吸气短，血上下妄行。卫分病，多表现为经气疼痛时有时无，胸腹憋闷或者窜动作响，此乃风寒侵袭肠胃所致。寒痹病，多表现为久病难去，肌肉时常疼痛，皮肤麻木失去知觉。

黄帝问：刺寒痹时使热气内入的方法是怎样的呢？

伯高回答说：对平民百姓等体质较好的患者，可用烧红的火针刺治；而对于那些王公贵族等体质较差的患者，则多用药熨。

黄帝问：药熨的方法是怎样的呢？

伯高回答说：取用醇酒二十升，蜀椒、干姜、桂心各一斤，共四种。将后三种药料捣碎后浸泡在醇酒中，再取丝绵一斤，细白布四丈，一并浸泡在酒中。然后用泥将盖密封至不漏气，放酒器于燃烧着的干马粪内煨。五天五夜后取出细布和丝绵晒干，晒干后再浸入酒内，重复此方法直至将药酒浸干为止。每次必须浸泡一整天，然后拿出来晒干。等酒浸干后，将布做成夹袋，此夹袋是将双层的布对折而制成的，每个长六到七尺，共做成六七个，将药渣和丝绵装入袋内。使用时先将夹袋放在生桑炭火上面烘热，然后熨敷于寒痹所针刺的部位，使热气深透于病处，夹袋凉了再将它烘热，如此熨敷三十次后停止。每次熨敷都使患者出汗，出汗后用毛巾擦身，也需要三十次。并让患者在没有风的室内行走。每次针刺后必须配合药熨，照此做病就能治好。这就是所说的用药熨使热气内入的方法。

▶**注释**

①马矢煴中：马矢，即马粪；煴中，燃烧。这里取义用火煨。

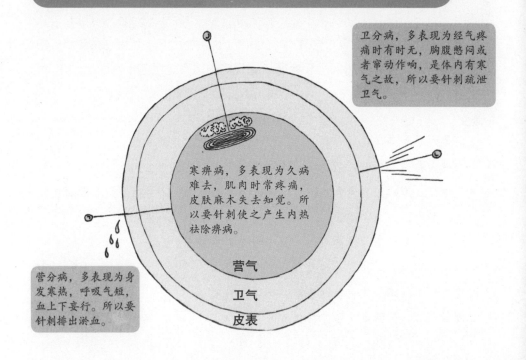

刺法"三变"

刺法"三变"指的是，根据疾病的不同针刺时要达到的三种不同效果：刺营分要出血，刺卫分要出气，刺寒痹要使其产生内热。

卫分病，多表现为经气疼痛时有时无，胸腹憋闷或者窜动作响，是体内有寒气之故，所以要针刺疏泄卫气。

寒痹病，多表现为久病难去，肌肉时常疼痛，皮肤麻木失去知觉。所以要针刺使之产生内热祛除痹病。

营气
卫气
皮表

营分病，多表现为身发寒热，呼吸气短，血上下妄行。所以要针刺排出淤血。

# 本神："神"是人体的根本

●导读

　　本篇主要论述五脏所藏之神血、脉、营、气、精、神，以及情志变化会对五脏所藏之神产生的影响，介绍了各脏发生病变时人体所表现出的病症。

▶原文

　　黄帝问于岐伯曰：凡刺之法，先必本于神。血、脉、营、气、精神，此五脏之所藏也。至其淫泆离脏①则精失、魂魄飞扬、志意恍乱、智虑去身者，何因而然乎？天之罪与？人之过乎？何谓德②、气、生、精、神、魂、魄、心、意、志、思、智、虑？请问其故。

　　岐伯答曰：天之在我者德也，地之在我者气也。德流气薄而生者也。故生之来谓之精；两精相搏谓之神；随神往来者谓之魂；并精而出入者谓之魄；所以任物者谓之心；心有所忆谓之意；意之所存谓之志；因志而存变谓之思；因思而远慕谓之虑；因虑而处物谓之智。

　　故智者之养生也，必顺四时而适寒暑，和喜怒而安居处，节阴阳而调刚柔。如是，则僻邪不至，长生久视。

　　是故怵惕思虑者则伤神，神伤则恐惧流淫而不止。因悲哀动中者，竭绝而失生。喜乐者，神惮散而不藏。愁忧者，气闭塞而不行。盛怒者，迷惑而不治。恐惧者，神荡惮而不收。

　　心，怵惕思虑则伤神，神伤则恐惧自失，破䐃脱肉，毛悴色夭死于冬③。

　　脾，愁忧而不解则伤意，意伤则悗乱，四肢不举，毛悴色夭死于春。

　　肝，悲哀动中则伤魂，魂伤则狂忘不精，不精则不正，当人阴缩而挛筋，两胁骨不举，毛悴色夭死于秋。

　　肺，喜乐无极则伤魄，魄伤则狂，狂者意不存人，皮革焦，毛悴色夭死于夏。

　　肾，盛怒而不止则伤志，志伤则喜忘其前言，腰脊不可以俛仰屈伸，毛悴色夭死于季夏。

恐惧而不解则伤精，精伤则骨酸痿厥，精时自下。是故五脏主藏精者也，不可伤，伤则失守而阴虚；阴虚则无气，无气则死矣。

是故用针者，察观患者之态，以知精、神、魂、魄之存亡，得失之意，五者以伤，针不可以治之也。

肝藏血，血舍魂，肝气虚则恐，实则怒。

脾藏营，营舍意，脾气虚则四肢不用，五脏不安，实则腹胀经溲不利。

心藏脉，脉舍神，心气虚则悲，实则笑不休。

肺藏气，气舍魄，肺气虚，则鼻塞不利少气，实则喘喝胸盈仰息。

肾藏精，精舍志，肾气虚则厥，实则胀。五脏不安。必审五脏之病形，以知其气之虚实，谨而调之也。

▶译文

黄帝问岐伯说：施用针刺的一般法则，首先必须以神气为依据。血、脉、营、气、精、神皆被五脏所藏，如果有人奢淫无度，恣意耗伤，则神就离其五脏而致精气散失，魂魄飘荡，意志恍惚，丧失智慧和思想，这是什么原因造成的呢？是上天加罪于我们还是我们自己的过错呢？什么叫德、气、生、精、神、魂、魄、心、意、志、思、智、虑？请问其中的原委。

| 情志伤脏证候表现及预后 | | | | |
|---|---|---|---|---|
| 所伤因素 | 所伤情志 | 五脏 | 证候表现 | 死期 |
| 怵惕思虑 | 伤神 | 心 | 恐惧自失，破䐃脱肉。毛悴色夭 | 冬 |
| 愁忧不解 | 伤意 | 脾 | 闷乱，四肢不举。毛悴色夭 | 春 |
| 悲哀 | 伤魂 | 肝 | 狂妄不精，不正，阴缩而筋挛，两胁骨不举，毛悴色夭 | 秋 |
| 喜乐无极 | 伤魄 | 肺 | 狂，意不存人，皮革焦。毛悴色夭 | 夏 |
| 盛怒不止 | 伤志 | 肾 | 喜忘，腰脊屈伸不利。毛悴色夭 | 长夏 |

　　岐伯回答说：上天赋予我们的为"德"，大地赋予我们的为"气"，同时拥有天地之馈赠的称为"生"；化生为命的叫作"精"；阴阳两精结合而成的生命活力谓之"神"；伴随着神往来的叫作"魂"；与精同时出入的叫作"魄"；支配人的意识，主宰生命活动的叫作"心"；心有所回忆并形成欲念的叫作"意"；坚持并努力实现其所成欲念的叫作"志"；为实现志向而反复考虑的叫作"思"；基于思而预测未来的叫作"虑"；考虑到未来而妥善对待当前事物的叫作"智"。

　　所以智者的养生之道，必定是顺应四时之气候的冷暖变化，坦然面对喜怒并安然处之，调节阴阳刚柔使之平衡，如此则邪气不侵，能够永葆青春且长寿。

　　惊恐过度和思虑太多易伤神气，神气损伤则恐惧倍增，经气流散不止。因悲伤过度而伤及内脏的，经气耗竭以致丧失生命，喜乐过度则神气外散而体内不藏，忧愁过度则血气阻塞而不通，大怒不止则神志迷惑而难以治疗，恐惧过度则神气散失而体内无存。

　　心因惊恐过度或思虑太多而伤及所藏之神，神伤则恐慌畏惧而难以自控。长此以往则肌肉消瘦凹陷，毛发断落，气色苍白，到冬季水旺时就会受克而死。脾因忧愁而无法解脱，则伤及所藏之意，意伤则心胸憋闷，四肢无力，毛发断落，气色苍白，到春季木旺时就会受克而死。肝因悲伤过度而伤及所藏之魂，魂伤则使人狂妄而无精神，精神不振则行动失常，进而前阴萎缩，筋脉拘挛，两胁肋骨疼痛，毛发断落，气色苍白，到秋季金旺时就会受克而死。肺因狂喜狂乐而伤及所藏之魄，魄伤则人会发狂，发狂之人意识丧失，皮肤干燥，毛发断落，气色苍白，到夏季火旺时就会受克而死。肾因大怒不止而伤及所藏之志，志伤则易遗忘曾经说过的话，腰脊活动困难，毛发断落，气色苍白，到长夏土旺时就会受克而死。

　　恐惧不安而不得解脱则伤精，精伤则骨节酸痛、痿弱，四肢发冷，精液不时外流。所以说，五脏是精气在人体内的主要藏留之所，不得损伤，五脏损伤则所藏之精外泄而致阴不足，阴虚则不能化生阳气，阳气不能化生，生命就将停止。因此施用针刺治病时，应仔细观察患者的神情与病态，基于此进而了解其精、神、魂、魄、意、志的得失情况，若五脏精气耗失殆尽，就不可再用针刺治疗了。

　　肝脏主要用以贮藏血液，魂依附在肝脏之血液中，肝气虚则易生恐惧，肝气盛则易发怒。

脾脏主要用以贮藏营气，意依附在脾脏之营气中，脾气虚则四肢不能活动，五脏缺少滋养也不能安和，脾气壅实则导致腹中胀满，小便不利。

心脏主要用以贮藏经脉，神依附在心脏之经脉中，心气虚则易生悲哀，心气盛则大笑不止。

肺脏主要用以贮藏血气，魄依附在肺脏之血气中，肺气虚则发生鼻塞，呼吸困难，肺气壅实则喘促胸闷，仰面呼吸。

肾脏主要用以贮藏精气，志依附在肾脏之精气中，肾气虚则手足厥冷，肾气壅实则小腹作胀，五脏也不安和。所以治病时必须先仔细观察五脏疾病的症状，以了解经气的虚实情况，然后谨慎地加以调理。

▶注释

①淫泆离脏：淫，过度，这里指过度放纵。离藏，五脏所藏的血气精神耗散。

②德：天地万物的运化规律，如四季更替、万物盛衰的自然变化。

③死于冬：按五行配属，心属火，冬季为水，而水克火，心气在冬季受克更为虚弱，属于心的病症就会加重，如果不能耐受，将会死亡。

# 终始：两处脉象的诊察

## ●导读

本篇主要讲述了通过人迎脉和寸口脉的对比，判断病变所发生的经脉的方法。针刺的原理是调节阴阳之气使之平衡，根据病变发生的部位和经脉、季节的不同和患者形体强弱确定针刺的次数和深浅，介绍了十二种禁止针刺的情况，以及误刺后所导致的不良后果。

## ▶原文

凡刺之道，毕于终始。明知终始，五脏为纪，阴阳定矣。阴者主脏，阳者主腑，阳受气于四末，阴受气于五脏。故泻者迎之，补者随之，知迎知随，气可令和。和气之方，必通阴阳。五脏为阴，六腑为阳，传之后世，以血为盟。敬之者昌，慢之者亡。无道行私，必得天殃。

## ▶译文

关于针刺法的所有原理和方法，都可以在《终始》篇中找到。彻底了解掌握了《终始》中所记载的内容，并以五脏为纲纪，则阴阳各经的关系就确定了。阴经为五脏所主，阳经为六腑所主。阳经内的脉气来自四肢末端，阴经内的脉气来自体内五脏。所以在采用泻法刺针时，要迎着脉气的流动方向进针；在采用补法刺针时，要顺着脉气流动的方向进针。掌握迎随补泻的方法，可使阴阳之气调和。掌握了何时逆针何时顺针的规律，就可以使脉气得以调和。调和脉气的方法的根本就在于必须通晓阴阳的规律，五脏属阴，六腑属阳。将这些刺法理论传给后代之前，必须歃血为盟，决不篡改，认真地对待它，刻苦地钻研它，使其发扬光大，若不重视它，就会使其散失，甚至消亡。如果无依据地按照自己的想法去运用它，则必会危及患者的生命，带来严重的后果。

# 比较人迎脉和寸口脉，判断六经病变

▶原文

谨奉天道，请言终始。终始者，经脉为纪，持其脉口人迎①，以知阴阳有余不足，平与不平，天道毕矣。所谓平人者不病，不病者，脉口人迎应四时也，上下相应而俱往来也，六经之脉不结动也，本末之寒温之相守司也，形肉血气必相称也，是谓平人。

少气②者，脉口、人迎俱少而不称尺寸也。如是者，则阴阳俱不足。补阳则阴竭，泻阴则阳脱。如是者，可将以甘药，不可饮以至剂③。如此者，弗灸，不已者因而泻之，则五脏气坏矣。

人迎一盛，病在足少阳，一盛而躁，病在手少阳。人迎二盛，病在足太阳，二盛而躁，病在手太阳。人迎三盛，病在足阳明，三盛而躁，病在手阳明。人迎四盛，且大且数，名曰溢阳④，溢阳为外格。

脉口一盛，病在足厥阴，厥阴一盛而躁，在手心主。脉口二盛，病在足少阴，二盛而躁，在手少阴。脉口三盛，病在足太阴，三盛而躁，在手太阴。脉口四盛，且大且数者，名曰溢阴。溢阴为内关，内关不通，死不治。人迎与太阴脉口俱盛四倍以上，名曰关格。关格者，与之短期。

人迎一盛，泻足少阳而补足厥阴，二泻一补，日一取之，必切而验之，疏取之，上气和乃止。人迎二盛，泻足太阳补足少阴，二泻一补，二日一取之，必切而验之，疏取之，上气和乃止。人迎三盛，泻足阳明而补足太阴，二泻一补，日二取之，必切而验之，疏取之，上气和乃止。

脉口一盛，泻足厥阴而补足少阳，二补一泻，日一取之，必切而验之，疏而取，上气和乃止。脉口二盛，泻足少阴而补足太阳，二补一泻，二日一取之，必切而验之，疏取之，上气和乃止。脉口三盛，泻足太阴而补足阳明，二补一泻，日二取之，必切而验之，疏而取之，上气和乃止。所以日二取之者，太阳主胃，大富于谷气，故可日二取之也。

人迎与脉口俱盛三倍以上，命曰阴阳俱溢，如是者不开，则血脉闭塞，气无所行，流淫于中，五脏内伤。如此者，因而灸之，则变易而为他病矣。

▶译文

　　谨慎地遵循自然界万物的演变规律的，当首选《终始》。《终始》篇内的所有内容，皆以人体之十二经脉为纲纪，诊察脉口与人迎两处，借以了解五脏六腑之阴阳的虚实盛衰及平衡情况，如此这般，就大体上掌握了自然界的演变规律。所谓"平人"，即为没有得病的正常人。平人的脉口和人迎两处的脉象都是与四季的阴阳盛衰相适应的，气血在经脉内上下流通，往来不息，六经经脉内气血的运行既不结涩也不躁动。内在脏气与外在肢体，在四时寒温气候变化中，都能够保持均衡相称。经气空虚的患者，其脉口和人迎两处的脉象均软弱无力，并且其长度也达不到应有的尺寸。此种情况是由阴阳皆不足而引起的，单补其阳，则会导致阴气衰竭，单泻其阴，则阳气无所依附而脱泄。针对这种情况，只能用甘味的药物来慢慢调补，不可用大补大泻的汤剂去进行治疗，千万不能施用针灸。假使因为疾病日久未愈而采用泻法，就可能造成五脏之气受到损伤。

　　人迎脉的脉象大于寸口脉一倍的，病在足少阳胆经；大一倍且一并出现躁动症状的，病在手少阳三焦经。人迎脉的脉象大于寸口脉两倍的，病在足太阳膀胱经，大两倍且一并出现躁动症状的，病在手太阳小肠经。人迎脉的脉象大于寸口脉三倍的，病在足阳明胃经；大三倍且一并出现躁动症状的，病在手阳明大肠经。人迎脉的脉象大于寸口脉四倍，且脉象跳动剧烈的现象叫"溢阳"，其原因是六阳盛极，而不能与阴气相交，又称为"外格"。

　　寸口脉的脉象大于人迎脉一倍的，病在足厥阴肝经；大一倍且一并出现躁动症状的，病在手厥阴心包络经。寸口脉的脉象大于人迎脉两倍的，病在足少阴肾经；大两倍且一并出现躁动症状的，病在手少阴心经。寸口脉的脉象大于人迎脉三倍的，病在足太阴脾经；大三倍且一并出现躁动症状的，病在手太阴肺经。寸口脉的长度大于人迎脉四倍，且脉象跳动剧烈的现象叫"溢阴"，其原因是六阴盛极，而不能与阳气相交，又称为"内关"，内关是阴阳表里隔绝的死证。人迎脉与寸口脉的脉象都大于平时四倍以上的，此时阴阳俱盛，互相格拒，叫作"关格"，出现关格之脉象，意味着阴阳不通，患者很快就会死亡。

　　人迎脉的脉象大于寸口脉一倍的，是病在足少阳胆经，治之应当外泻足少阳经而同时补其足厥阴肝经，按照泻法取两个穴位，补法取一个穴位的标准，每日针刺一次。在施针时，必先切人迎、寸口两处的脉象，了解其病势情形，若脉象表现为躁动不安，当针刺其上部穴位，直至脉气平和了为止。人迎脉的脉象大于寸口脉两倍的，是病在足太阳膀胱经，治之当外泻足太阳膀胱经而同时补其足少阴肾经，按照泻法取两个穴位，补法取一个穴位的标准，每两天针刺一次。在施针时，必先切人迎、寸口两处的脉象，了解其病势情形，若脉象表现为躁动不安，也当针刺其上部穴位，直至脉气平和了为止。人迎脉的脉象大于寸口脉三倍的，是病在足阳明胃经，治之当外泻足阳明胃经而同时补其足太阴脾经，按照泻法取两个穴位，补法取一个穴位的标准，每天针刺两次。在施针时，必先诊察人迎、寸口两处的脉象，了解其病势情形，若脉象表现为躁动不安，当针刺其上部穴位，直至脉气平和了为止。

寸口脉的脉象大于人迎脉一倍的，是病在足厥阴肝经，治之当外泻足厥阴肝经而同时补其足少阳胆经，按照补法取两个穴位，泻法取一个穴位的标准，每天针刺一次。在施针时，必先切人迎、寸口两处的脉象以了解其病势情形，若脉象表现为躁动不安，当针刺其上部穴位，直至脉气平和了为止。寸口脉的脉象大于人迎脉两倍的，是病在足少阴肾经，治之当外泻足少阴肾经而同时补其足太阳膀胱经，按照补法取两个穴位，泻法取一个穴位的标准，每两天针刺一次。在施针时，必先切人迎、寸口两处的脉象以了解其病势情形，若脉象表现为躁动不安，当针刺其上部穴位直至脉气平和了为止。寸口脉的脉象大于人迎脉三倍的，是病在足太阴脾经，治之当外泻足太阴脾经而同时补其足阳明胃经，按照补法取两个穴位，泻法取一个穴位的标准，每天针刺两次。在施针时，必先切人迎、寸口两处的脉象以了解其病势情形，若脉象表现为躁动不安，当针刺其上部穴位，直至脉气平和了才停止。之所以每天可针刺两次，是因为足太阴脾经与足阳明胃经的脉气都来自被称之为"水谷之海"的胃，故多气多血。人迎脉与寸口脉的脉象都比平时大三倍以上的，叫作"阴阳俱溢"，此时阴阳俱盛，若不加以治疗，则血脉闭塞，气血无法流通，盛溢于体内肌肉中，就会导致五脏俱伤。在这种情况下，施用针灸，就可能病上加病引发其他的病症。

【注释】

①脉口人迎：脉口，指寸口脉，手腕内侧桡动脉的搏动处，属手太阴肺经，可候五脏阴气的盛衰；人迎，在颈部两侧颈动脉的搏动处，属足阳明胃经，用来候六腑阳气的盛衰。

②少气：短气，元气虚弱的意思。

③至剂：指药力猛烈能迅速起效的药物。

④溢阳：阳经的脉气过盛不能被约束而盈溢于脉外。

## 针刺的原理

▶原文

凡刺之道，气调而止，补阴泻阳，音气益彰，耳目聪明。反此者，血气不行。

所谓气至而有效者，泻则益虚，虚者脉大如其故而不坚也；坚如其故者，适虽言故，病未去也。补则益实，实者脉大如其故而益坚也；夫如其故而不坚者，适虽言快，病未去也。故补则实、泻则虚，痛虽不随针，病必衰去。必先通十二经脉之所生病，而后可得传于终始矣。故阴阳不相移，虚实不相倾，取之其经。

凡刺之属，三刺①至谷气，邪僻妄合，阴阳易居，逆顺相反，沉浮异处，四时不得，稽留淫泆须针而去。故一刺则阳邪出，再刺则阴邪出，三刺则谷气至，谷气至而止。所谓谷气至者，已补而实，已泻而虚，故以知谷气至也。邪气独去者，阴与阳未能调而病知愈也。故曰：补则实，泻则虚，痛虽不随针，病必衰去矣。

阴盛而阳虚，先补其阳，后泻其阴而和之。阴虚而阳盛，先补其阴，后泻其阳而和之。

▶译文

所有针刺的原理，都是以调节阴阳之气使之平衡为目的。所谓"补阴泻阳"，就是运用泻补法，补五脏不足的正气，泻入侵的邪气，如此这般，就会使人声音洪亮，气色更好，耳聪目明。若妄用了补泻法，就会适得其反，导致血气阻塞，不能正常运行。

所谓针下得气而有了疗效的，若继续采用泻法泻其邪气就会使原本就不足的经气更加虚弱，此时脉象虽然与原来的大小相同，但已变得虚软不坚了。假如坚实的程度恢复至从前，患者自我感觉已经康复，但实际上病根并没有除去，若继续施用补法补其正气就会使体内经气过盛，混以部分尚未祛除的邪气，导致气充而溢，此时脉象虽然与原来的大小一样，却比先前更坚实有力，假如经过针刺，脉象大小如从前但不坚实，患者虽然自我感觉舒服了，但实际上病根仍没有除去。所以正确运用补泻法能使正气充实、邪气衰虚，病痛虽然不能随针即除，但病气必定会逐渐衰减。要想获得这样的针刺疗效，首先必须掌握十二经脉易发生的病症，然后才能深刻领悟到《终始》篇的内涵。总之，阴经阳经各有固定的循行部位，补虚泻实的原则不能错乱，同时，针治也应该按经取穴来治疗本经的病变。

所有适于用针刺的疾病，都应当用刺皮肤、肌肉、分肉三种针刺深度不同的刺法，以引导谷气至而产生针感。由于邪气侵入体内经脉而导致邪气与正气相混合，致使阴经阳经改变了其固定的循行部位，气血运行的顺逆方向颠倒，

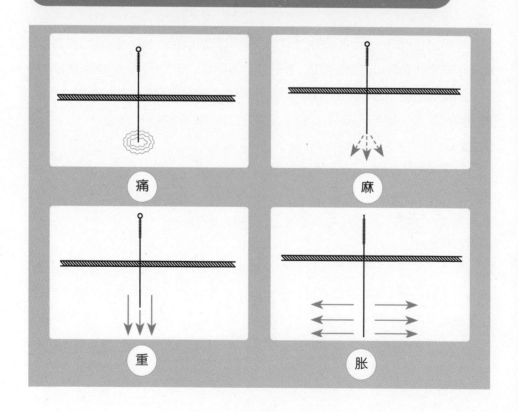

针下得气时的表现

当患者的针刺部位有痛、胀、麻、重等感觉，或出现热、凉、痒、痛、抽搐、蚁行等感觉，或呈现沿着一定的方向和部位传导或扩散现象时，医者的刺手也能体会到针下沉紧、涩滞或针体颤动等反应，说明针下已经得气。若针刺后未得气，患者则无任何特殊感觉或反应，医者刺手亦感到针下空松、虚滑。

痛

麻

重

胀

脉象沉浮部位错位且与四时的升降沉浮不相适应，邪气久居体内淫溢流散，此皆可用针刺治疗。针刺时所用三刺法分别为，一刺至皮肤以祛除浅表的阳邪，二刺至肌肉以外泻阴分之邪气，三刺至分肉以引导谷气至，待谷气至就可以出针了。所谓谷气至，是指准确施用了补泻法而使正气充实、邪气衰退的表现，因此就知道谷气到了。经过针刺后，虽然邪气已经祛除但阴阳之气尚未调和至平衡状态，但已经可以推断其病即将痊愈。所以说正确运用补泻法能使正气充实、邪气衰虚，病痛虽然不能随针即除，但病气必定会逐渐衰减。

　　阴经的邪气旺盛而阳经的正气虚弱，治疗时，应先用补法补足阳经的正气，再用泻法祛除阴经的邪气，如此可使阴阳之气得以调节至平衡。阴经的正气虚弱而阳经的邪气旺盛，治疗时，就应先用补法补足阴经的正气，再用泻法祛除阳经的邪气，如此使阴阳之气得以调节至平衡。

▶**注释**

　　①三刺：指由浅入深地分三个步骤进行针刺。

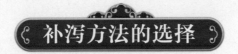

## 补泻方法的选择

▶**原文**

　　三脉动于足大趾之间，必审其实虚。虚而泻之，是谓重虚，重虚病益甚。凡刺此者，以指按之，脉动而实且疾者疾泻之，虚而徐者则补之，反此者病益甚。其动也，阳明在上，厥阴在中，少阴在下。

　　膺腧中膺，背腧中背。肩膊虚者，取之上。重舌，刺舌柱①以铍针也。手屈而不伸者，其病在筋；伸而不屈者，其病在骨。在骨守骨，在筋守筋。

　　补泻一方实，深取之，稀按其痏，以极出其邪气。补一方虚，浅刺之，以养其脉，疾按其痏，无使邪气得入。邪气来也紧而疾，谷气来也徐而和。脉实者，深刺之，以泄其气；脉虚者，浅刺之，使精气无得出，以养其脉，独出其邪气。刺诸痛者，其脉皆实。

　　故曰：从腰以上者，手太阴、阳明皆主之；从腰以下者，足太阴、阳明皆主之。病在上者下取之；病在下者高取之；病在头者取之足；病在足者取之腘。病生于头者，头重；生于手者，臂重；生于足者，足重。治病者，先刺其病所从生者也。

### ▶译文

足阳明经、足厥阴经、足少阴经三条经脉，都搏动于足大趾与次趾之间。针刺时，必须先审察清楚这三条经脉的虚实情况，借以确定是采用补法还是泻法。如果属虚证但又施用了泻法，这叫作"重虚"，虚而又泻则会使病情更加严重。凡是用针刺治疗这些病症的，应用手指切按其脉搏，脉搏跳动坚实而急速的，就立即用泻法。若脉搏跳动虚弱而缓慢，就用补法，如果采用了与此相反的针法，则病情会日益加重。三经动脉所在的部位分别为：足阳明经在足背上，足厥阴经在足跗内，足少阴经在足跗下。

病变发生于膺部（胸之两侧），属于阴经的，应刺胸部的腧穴；病变发生于背部，属于阳经的，应刺背部的腧穴。肩膊部出现虚证的，就当取上肢经脉所属之腧穴来进行治疗。治疗重舌病，应用铍针刺舌的根柱部分，使其排出恶血。手指能弯曲而不能伸直的，乃筋病；能伸直而不能弯曲的，乃骨病。病在骨就应当治骨，病在筋就应当治筋。

针刺时，补泻方法的取舍应根据脉象的虚实来确定。脉象坚实有力的，应深刺之，出针后不要立即按其针孔，以使邪气尽量排除；脉象虚弱无力的，应浅刺之，以养护脉气，同时急速按其针孔，以防外邪侵入。针刺时，针下有坚紧而急速的感觉的是邪气来侵；若谷气到来，则针下会感觉徐缓而柔和。脉气充实的，当深刺，以外泄其邪；脉气虚弱的，当浅刺，

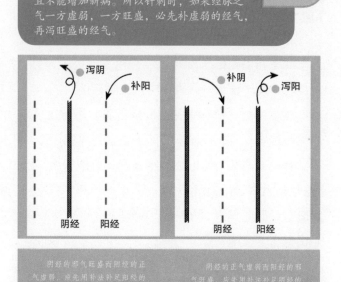

补泻的顺序

中医治病最注重整体，不仅力求祛除疾病，而且不能增加新病。所以针刺时，如果经脉之气一方虚弱，一方旺盛，必先补虚弱的经气，再泻旺盛的经气。

泻阴　补阳

阴经　阳经

补阴　泻阳

阴经　阳经

阴经的邪气旺盛而阳经的正气虚弱，应先用补法补足阳经的正气，再用泻法祛除阴经的邪气，如此可使阴阳之气得以调节至平衡。

阴经的正气虚弱而阳经的邪气旺盛，应先用补法补足阴经的正气，再用泻法祛除阳经的邪气，如此使阳阴之气得以调节至平衡。

以使精气不至于外泄，而养其经脉，只将邪气排出。针刺所有疼痛的病症，其脉象多表现为坚实有力，所以大多采用深刺法。

腰以上的疾病，治疗时，可针刺其手太阴经和手阳明经两经的穴位，腰以下的疾病，治疗时，可针刺其足太阴经和足阳明经两经的穴位。病在上半身的，应针刺其下部身体的穴位；病在下半身的，应针刺其上部身体的穴位。病在头部的，应针刺其足部的穴位，病在腰部的，应针刺其腘窝的穴位。以上是循经远取之法。病在头部的，就会感觉头很沉重；病在手部的，会觉得手臂很沉重；病在足部的，会觉得双脚沉重。用针刺法治疗这些病症，应本着治病求根的原则，找出病变最初发生的部位实行针刺。

▶注释

①舌柱：舌下根柱部，即指舌底静脉。

# 针刺次数和方法的确定

▶原文

春气在毛，夏气在皮肤，秋气在分肉，冬气在筋骨。刺此病者，各以其时为齐①。故刺肥人者，以秋冬之齐；刺瘦人者，以春夏之齐。

病痛者，阴也，痛而以手按之不得者，阴也，深刺之。病在上者，阳也。病在下者，阴也。痒者，阳也，浅刺之。

病先起阴者，先治其阴，而后治其阳；病先起阳者，先治其阳，而后治其阴。

刺热厥者，留针反为寒；刺寒厥者，留针反为热。刺热厥者，二阴一阳；刺寒厥者，二阳一阴。所谓二阴者，二刺阴也；一阳者，一刺阳也。

久病者，邪气入深。刺此病者，深内而久留之，间日而复刺之，必先调其左右，去其血脉，刺道毕矣。

凡刺之法，必察其形气。形肉未脱，少气而脉又躁，躁厥者，必为缪刺②之，散气可收，聚气可布。

深居静处，占神往来，闭户塞牖，魂魄不散，专意一神；精气之分，毋闻人声，以收其精，必一其神，令志在针，浅而留之，微而浮之，以移其神，气至乃休。男内女外，坚拒勿出，谨守勿内，是谓得气。

▶**译文**

病邪春天多侵袭人体毫毛，夏天多侵袭人体皮肤，秋天多侵袭人体分肉，冬天多侵袭人体筋骨。针刺治疗这些病症，应根据四季时令的变化来确定针刺的数目与深浅程度。与此同时，针刺肥胖的患者，无论处在哪个时节，都应当按秋冬季节的标准来确定针刺的数目与深浅程度；针刺形体瘦弱的患者，无论处在哪个时节，都应当按照春夏季节的标准来确定针刺的数目与深浅程度。有疼痛症状的病变多属阴证，感到疼痛但用手按压又找不到确切部位的也属阴证，均应采用深刺法。病变发生在身体上部的多属阳证，病变发生在身体下部的多属阴证。感到瘙痒的疾病多属阳证，应当采用浅刺法。

病变起始于阴经的，应当先治疗其阴经而后治疗其阳经；病变起始于阳经的，应当先治疗其阳经而后治疗其阴经。针刺治疗热厥病，进针后应留针，以使热证转寒；针刺治疗寒厥病，进针后也应留针，以使寒证转热。治疗热厥病的刺法，应当刺阴经二次，刺阳经一次；治疗寒厥病的刺法，应当刺阳经二次，刺阴经一次。所谓"二阴"，是指针刺阴经两次；所谓"一阳"，是指在阳经针刺一次。患病时日长久以致邪气入侵较深的，针刺时必须采用深刺法且长时间留针，每隔一日再针刺一次。针刺之前，必须先调和其左右的经络，除去血络中的瘀血。针刺的道理大体上就是这些了。

所有的针刺方法，必须诊察患者外在形体强弱与内在元气盛衰的情况。若患者形体及肌肉并不消瘦，只是元气衰少而脉象表现为躁动的，必须采用左病刺右、右病刺左的缪刺法，以收敛四散于各部的精气，散去积聚的邪气。施针者在针刺时，一定要如深居幽静处所一样，静察患者的精神活动，又如人在室内将门窗关闭一样，不被外物所干扰，全神贯注，把精神集中在针刺上，或用浅刺而留针法，或用轻微的浮刺法，以转移患者的注意力，直到针下得气为止。针刺之后，应使阳气内敛，阴气外散，持守正气而不让其泄出，祛除邪气而不让其侵入，这就是所谓的"得气"。

▶**注释**

①齐：同"剂"，药物的剂量。这里指针刺的数目与深浅程度。

②缪刺：即病左刺右，病右刺左的针刺方法。

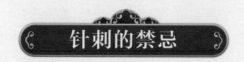

**针刺的禁忌**

▶原文

　　凡刺之禁：新内勿刺，新刺勿内；已醉勿刺，已刺勿醉；新怒勿刺，已刺勿怒；新劳勿刺，已刺勿劳；已饱勿刺，已刺勿饱；已饥勿刺，已刺勿饥；已渴勿刺，已刺勿渴；大惊大恐，必定其气乃刺之。乘车来者，卧而休之，如食顷乃刺之。出行来者，坐而休之，如行千里顷乃刺之。

　　凡此十二禁者，其脉乱气散，逆其营卫，经气不次，因而刺之，则阳病入于阴，阴病出为阳，则邪气复生。粗工勿察，是谓伐身，形体淫乱，乃消脑髓，津液不化，脱其五味①，是谓失气也。

　　太阳之脉，其终也。戴眼，反折，瘛疭，其色白，绝皮②乃绝汗，绝汗则终矣。

　　少阳终者，耳聋，百节尽纵，目系绝，目系绝，一日半则死矣。其死也，色青白，乃死。

　　阳明终者，口目动作，喜惊、妄言、色黄，其上下之经盛而不行，则终矣。

　　少阴终者，面黑，齿长而垢，腹胀闭塞，上下不通而终矣。

　　厥阴终者，中热溢干，喜溺，心烦，甚则舌卷，卵上缩而终矣。

　　太阴终者，腹胀闭，不得息，气噫，善呕，呕则逆，逆则面赤，不逆则上下不通，上下不通则面黑，皮毛憔而终矣。

▶译文

　　所有施用针刺的禁忌有：行房事不久的不可针刺，针刺不久的不可行房事；喝醉酒的人不可针刺，针刺不久的不可醉酒；刚发过怒的人不能针刺，针刺不久的不能发怒；刚刚劳累的人不可针刺，针刺不久的人不能过度疲劳；刚吃饱饭的人不可针刺，针刺不久的人不能吃得过饱；饥饿之人不可针刺，针刺不久的人不可太饥饿；太渴的人不可针刺，针刺不久的人不可受渴；刚刚大惊大恐，不可马上刺之，必须先定其神再针刺之；乘车远道而来的，要躺下来休息一会儿，大概一顿饭的工夫再针刺之；步行来的也要坐下来休息大约走十里路的时间，再行针刺。

　　凡是属于上述十二种针刺禁忌的患者，他们的脉气错乱，正气分散，营卫失调，经气不能依次运行于全身，如果在此情况下为其针刺，则会导致阳经的病邪深入内脏，阴经的病邪传入阳经，使邪气更盛而病情加重。草率的医生不顾及这些禁忌而肆意行针，可以说是在摧残患者的身体，使得患者形体消瘦，正气耗散，甚至脑髓消耗，津液不能化生，同时丧失饮食五味所化生的神气，这就是所谓的"失气"。

手足太阳二经脉血气将绝时，患者眼睛上视而不能转动，角弓反张，手足抽搐，面色苍白，皮肤败绝且汗流不止，绝汗一出，患者就快要死亡了。

手足少阳二经脉血气将绝时，患者表现为耳聋，全身骨节松弛无力，眼球后连于脑的脉气断绝而使眼珠不能转动，此现象出现大约一天半患者就要死亡了。临死之时，其面色青白。

手足阳明二经脉血气将绝时，患者会出现口眼抽动、容易惊慌且胡言乱语、面色发黄等症状，手阳明经所属之动脉在上，足阳明经所属之动脉在下，当上下两处的动脉出现躁动而盛的脉象时，就表明患者血气不行，就要死亡了。

手足少阴二经脉血气将绝时，患者面色发黑，牙齿变长且多污垢，腹部憋胀，经气阻塞而上下运行不通，患者就要死亡了。

手足厥阴二经脉血气将绝时，患者体内发热，喉咙干燥，小便频繁且心中烦闷，甚至舌头卷曲，睾丸上缩而致死亡。

手足太阴二经脉血气将绝时，患者腹部胀满，呼吸困难，嗳气，喜呕吐，呕时经气上逆，经气上逆则面部发赤，若气不上逆，就因经气上下运行不通而面部发黑，皮毛焦枯而死亡。

▶注释

①脱其五味：身体极度虚弱不能运化水谷精微。五味，这里代指水谷精微。

②绝皮：皮肤不显血色的意思。

# 经脉：主要经脉的介绍

● 导读

　　本篇主要论述了人体十二经脉的循行路线、各经脉发生病变时的表现与治疗方法，介绍了各经脉气绝时和经脉受邪时患者的表现，络脉的颜色变化和所主的病症，人体十五络脉的名称、循行路线和各络脉发病时患者的表现。

▶原文

　　雷公问于黄帝曰："禁脉"①之言，凡刺之理，经脉为始，营其所行，制其度量，内次五脏，外别六腑，愿尽闻其道。

　　黄帝曰：人始生，先成精，精成而脑髓生，骨为干，脉为营，筋为刚，肉为墙，皮肤坚而毛发长，谷入于胃，脉道以通，血气乃行。

　　雷公曰：愿卒闻经脉之始也。

　　黄帝曰：经脉者，所以能决死生、处百病、调虚实，不可不通。

▶译文

　　雷公问黄帝道：《禁服》篇上说，要掌握针刺治病的原理，首先应了解经脉系统，明白它运行的终始，知道它的长短，懂得经脉内与五脏相属，外与六腑相通的关系。希望听您详尽地讲解一下其中的道理。

　　黄帝说：人在开始孕育的时候，首先是源自父母的阴阳之气会合而形成精，精形成之后再生成脑髓，此后人体才会逐渐成形，以骨为支柱，以经脉作为营运气血的通道，以筋膜来约束骨骼，肌肉像墙一样护卫机体，到皮肤坚韧、毛发生长，人形即成。人出生以后，五谷入胃，化生精微而濡养全身，就会使全身的脉道得以贯通，从此血气才能在脉道中运行不息，濡养全身，而使生命维持不息。

　　雷公说：我希望能够全部了解经脉的起始循行情况。

　　黄帝说：经脉不但能够运行气血，濡养周身，而且还可以用来决断死生，诊断百病，调和虚实，治疗疾病，所以不能不通晓有关它的知识。

▶**注释**

① "禁脉"：脉，《类经》《灵枢集注》均作"服"；《禁服》，古医书篇名。

## 手太阴肺经的循行路线、病变与治疗

▶**原文**

　　肺手太阴之脉，起于中焦，下络大肠，还循①胃口，上膈属肺。从肺系，横出腋下，下循臑内，行少阴、心主之前，下肘中，循臂内上骨下廉，入寸口，上鱼，循鱼际，出大指之端；其支者，从腕后，直出次指内廉，出其端。

　　是动②则病，肺胀满，膨胀而喘咳，缺盆中痛，甚则交两手而瞀，此为臂厥。

　　是主肺所生病者，咳，上气，喘喝，烦心，胸满，臑臂内前廉痛厥，掌中热。气盛有余，则肩背痛，风寒汗出中风，小便数而欠；气虚，则肩背痛、寒，少气不足以息，溺色变。为此诸病，盛则泻之，虚则补之，热则疾之，寒则留之，陷下则灸之，不盛不虚，以经取之。盛者，寸口大三倍于人迎，虚者，则寸口反小于人迎也。

▶**译文**

　　肺的经脉叫作"手太阴经"，起始于中焦胃脘部，向下行，联属于与本经相表里的脏腑——大肠腑，然后自大肠返回，循行环绕胃的上口，向上穿过横膈膜，联属于本经所属的脏腑——肺脏，再从气管横走并由腋窝部出于体表，沿着上臂的内侧，在手少阴心经与手厥阴心包络经的前面下行，至肘部内侧，再沿着前臂的内侧、桡骨的下缘，入寸口动脉处，前行至鱼际部，沿鱼际部边缘，出拇指尖端。另有一条支脉，从手腕后方分出，沿着食指桡侧直行至食指的前端，与手阳明大肠经相接。

　　由于外邪侵犯本经而发生的病变，为肺部气膨胀满、咳嗽气喘、缺盆部疼痛，在咳嗽剧烈的

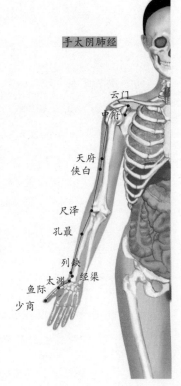

手太阴肺经

云门
中府

天府
侠白

尺泽
孔最

列缺
太渊　经渠
鱼际
少商

时候，患者常常会交叉双臂按住胸前，并感到眼花目眩、视物不清。这是臂厥病，由肺经之经气逆乱所导致的一种病症。

本经所主的肺脏发生病变，可见咳嗽、呼吸急促、喘声粗急、心中烦乱、胸部满闷、上臂部内侧前缘疼痛厥冷，或掌心发热。本经经气有余时，就会出现肩背部遇风寒而疼痛、自汗出而易感风邪，以及小便次数增多而尿量减少等症状。本经气虚，可见肩背疼痛、气短、小便颜色不正常等症状。治疗上面这些病症时，属于经气亢盛的就要用泻法，属于经气不足的就要用补法；属于热的就要用速针法，属于寒的就要用留针法；属于阳气内衰以致脉道虚陷不起的就要用灸法；既不属于经气亢盛也不属于经气虚弱，而仅仅只是经气运行失调的，就要用本经所属的腧穴来调治。本经气盛，寸口脉比人迎脉大三倍；而属于本经经气虚弱的，其寸口脉的脉象反而会比人迎脉的脉象小。

▶注释

①还循：去而复返，称为"还"；循，沿着。

②是动：指外邪侵犯本经。

## 手阳明大肠经的循行路线、病变与治疗

▶原文

大肠手阳明之脉，起于大指次指之端，循指上廉，出合谷两骨之间，上入两筋之中，循臂上廉，入肘外廉，上臑外前廉，上肩，出髃骨之前廉，上出于柱骨之会上，下入缺盆，络肺，下膈，属大肠。其支者：从缺盆上颈，贯颊，入下齿中；还出挟口，交人中—左之右，右之左，上挟鼻孔。

是动则病，齿痛，颈肿。是主津液所生病者，目黄，口干，鼽衄，喉痹，肩前臑痛，大指次指痛不用。气有余，则当脉所过者热肿；虚，则寒栗不复。为此诸病，盛则泻之，虚则补之，热则疾之，寒则留之，陷下则灸之，不盛不虚，以经取之。盛者，人迎大三倍于寸口；虚者，人迎反小于寸口也。

▶译文

大肠的经脉叫"手阳明经"，起始于食指的指端，沿食指的上缘，通过拇指、食指歧骨间的合谷穴，上入腕上两筋凹陷处，沿前臂上方至肘外侧，再沿上臂

外侧前缘，上肩，出肩峰前缘，上出于背，与诸阳经会合于大椎穴上，再向前入缺盆联络肺，下膈又联属大肠。另有一条支脉，从缺盆处向上走至颈部，并贯通颊部，而进入下齿龈中，其后再从口内返出而绕行至口唇旁，左右两脉在人中穴处相交会，相交之后，左脉走到右边，右脉走到左边，再上行挟于鼻孔两侧，而在鼻翼旁的迎香穴处与足阳明胃经相接。

由于外邪侵犯本经而发生的病变，为牙齿疼痛、颈部肿大。手阳明大肠经上的腧穴主治津液不足的疾病，其症状是眼睛发黄、口中干燥、鼻塞或流鼻血、喉头肿痛以致气闭、肩前与上臂疼痛、食指疼痛而不能活动。气有余的实证，为在本经脉循行所过的部位上发热而肿；本经经气不足

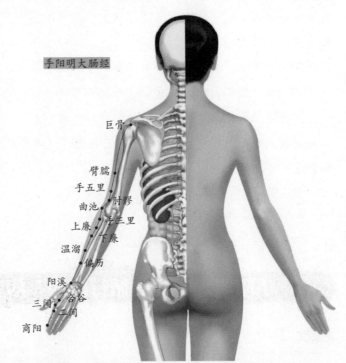

手阳明大肠经

巨骨
臂臑
手五里
曲池　肘髎
上廉　手三里
温溜　下廉
偏历
阳溪
三间　合谷
二间
商阳

时，就会出现发冷颤抖、不易恢复体温等病象。这些病症，属实的就用泻法，属虚的就用补法；属热的就用速刺法，属寒的就用留针法；脉虚陷的就用灸法，不实不虚的从本经取治。属于本经经气亢盛的，其人迎脉的脉象要比寸口脉的脉象大三倍；而属于本经经气虚弱的，其人迎脉的脉象反而会比寸口脉的脉象小。

## 足阳明胃经的循行路线、病变与治疗

▶原文

　　胃足阳明之脉，起于鼻，交頞①中，旁约太阳之脉②，下循鼻外，入上齿中，还出挟口，环唇，下交承浆，却循颐后下廉，出大迎，循颊车，上耳前，过客主人，

循发际，至额颅。其支者：从大迎前下人迎，循喉咙，入缺盆，下膈，属胃，络脾。其直者：从缺盆下乳内廉，下挟脐，入气街中。其支者：起于胃口，下循腹里，下至气街中而合。以下髀关，抵伏兔，下膝膑中，下循胫外廉，下足跗，入中指内间。其支者：下膝三寸而别，下入中趾外间。其支者：别跗上，入大趾间出其端。③

是动则病，洒洒振寒，善呻，数欠，颜黑，病至则恶人与火，闻木声则惕然而惊，心欲动，独闭户塞牖而处。甚则欲上高而歌，弃衣而走，贲响腹胀，是为骭厥。是主血所生病者，狂，疟，温淫，汗出，鼽衄，口㖞，唇胗，颈肿，喉痹，大腹水肿，膝膑肿痛；循膺，乳、气冲、股、伏兔、骭外廉、足跗上皆痛，中趾不用。气盛，则身以前皆热，其有余于胃，则消谷善饥，溺色黄；气不足，则身以前皆寒栗，胃中寒则胀满。为此诸病，盛则泻之，虚则补之，热则疾之，寒则留之，陷下则灸之，不盛不虚，以经取之。盛者，人迎大三倍于寸口，虚者，人迎反小于寸口也。

▶译文

胃的经脉叫"足阳明经"，起于鼻旁，由此上行，左右相交于鼻梁上端凹陷处，缠束旁侧的足太阳经脉，至目下睛明穴，由此下行，沿鼻外侧，入上齿龈，复出环绕口唇，相交于任脉的承浆穴，再沿腮部后方的下缘，出大迎穴，沿耳下颊上行至耳前，过足少阳经的上关穴，沿发际至额颅部。它有一条支脉，从大迎穴的前方，向下走，行至颈部的人迎穴处，再沿喉咙进入缺盆，向下贯穿横膈膜而联属于本经所属的脏腑——胃腑，并联络于与本经相表里的脏腑——脾脏；其直行的经脉，从缺盆下走乳内侧，再向下挟脐，入毛际两旁的气冲部。另有一条支脉，起始于胃的下口处（即幽门，大约相当于下脘穴所在的部位），再沿着腹部的内侧下行，到达气街的部位，而与前面所讲的那条直行的经脉相会合，再由此下行，沿着大腿外侧的前缘到达髀关穴处，而后直达伏兔穴，再下行至膝盖，并沿小腿胫部外侧的前缘，下行至足背部，最后进入足次趾的外侧间（即足中趾的内侧部）。再有一条支脉，自膝下三寸处别出，向下行入足中趾外侧。又有一条支脉，从足背面（冲阳穴）别行而出，向外斜走至足厥阴肝经的外侧，进入足大趾，并直行到大趾的末端，而与足太阴脾经相接。

由于外邪侵犯本经而发生的病变，为发寒颤抖、好呻吟、频频打哈欠、额部暗黑。病发时会有厌恶见人和火光、听到击木的声音就会惊怕、心跳不安、喜欢关闭门窗独居室内等症状，甚至会登高唱歌，脱掉衣服乱跑，且有肠鸣腹胀，这叫"骭厥"。足阳明胃经上的腧穴主治血所发生的疾病，如高热神昏的疟疾，温热之邪淫胜所致的出大汗，鼻塞或鼻出血，口角㖞斜，口唇生疮，颈部肿大，喉部闭塞，腹部因水停而肿胀，膝部肿痛，足阳明胃经沿着胸膺、乳部、气街、大腿前缘、伏兔、胫部外缘、足背等处循行的部位都发生疼痛，足中趾不能屈伸等。本经气盛，胸腹部发热，胃热盛则容易饥饿，小便色黄。本经经气不足时，就会出现胸腹部发冷而战栗；若胃中阳虚有寒，以致运化无力，水谷停滞中焦，就会出现胀满的病象。这些病症，属实的就用泻法，属虚的就用补法；属热的就用速刺法，属寒的就用留针法；脉虚陷的就用灸法，不实不虚的从本经取治。属于本经经气亢盛的，其人迎脉的脉象要比寸口脉的脉象大三倍；气虚，人迎脉反小于寸口脉。

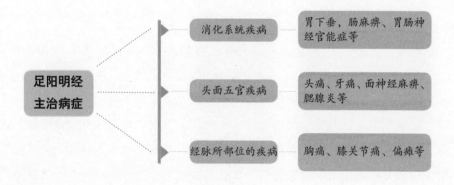

**注释**

①颏中：就是指鼻梁上端（鼻根部位）的凹陷处。

②旁约太阳之脉：其意思就是说足阳明胃经的经脉缠束旁侧之足太阳膀胱经的经脉。

③环、却、过、直、合、抵、别：环绕于四周的叫作"环"；不进反退的叫作"却"；通过经穴位所在部位的叫作"过"；一直向前走而不转向的叫作"直"；两脉相并的叫作"合"；到达某处的叫作"抵"；另行而发出分支的叫作"别"。下同。

# 足太阴脾经的循行路线、病变与治疗

▶**原文**

脾足太阴之脉，起于大趾之端，循趾内侧白肉际①，过核骨②后，上内踝前廉，上踹③内，循胫骨后，交出厥阴之前，上膝股内前廉，入腹，属脾，络胃，上膈，挟咽，连舌本，散舌下。其支者：复从胃，别上膈，注心中。

是动则病，舌本强，食则呕，胃脘痛，腹胀善噫，得后与气④，则快然如衰，身体皆重。是主脾所生病者，舌本痛，体重不能动摇，食不下，烦心，心下急痛，溏瘕泄⑤，水闭，黄疸，不能卧，强立，股膝内肿、厥，足大趾不用。为此诸病，盛则泻之，虚则补之，热则疾之，寒则留之，陷下则灸之，不盛不虚，以经取之。盛者，寸口大三倍于人迎，虚者，寸口反小于人迎。

▶**译文**

脾的经脉叫"足太阴经"，起始于足大趾的末端，沿大趾内侧红色肉和白色肉的分界处，通过足大趾本节后方的核骨，上行至足内踝的前面，再上行入小腿肚内侧，沿胫骨后方，穿过足厥阴经，复出足厥阴之前，此后再上行经过膝部、大腿内侧的前缘，进入腹内，属脾络胃，再上穿过横膈膜，挟行咽喉，连舌根，散于舌下。它的支脉，在胃腑处分出，上行穿过膈膜，注入心中，而与手少阴心经相接。

由于外邪侵犯本经而发生的病变，为舌根运动不柔和、食后就呕吐、胃脘部疼痛、腹胀、经常嗳气，排出大便或矢气后，就觉得轻松如病减轻一样，但全身仍感觉沉重。足太阴脾经上的腧穴主治脾脏所发生的疾病，这些疾病会出现舌根疼痛、身体不能动摇、饮食不下、心烦、心下掣

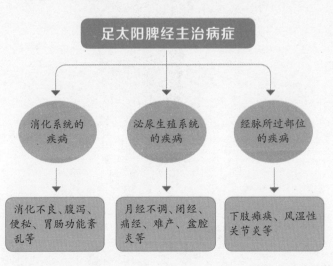

足太阳脾经主治病症

- 消化系统的疾病 → 消化不良、腹泻、便秘、胃肠功能紊乱等
- 泌尿生殖系统的疾病 → 月经不调、闭经、痛经、难产、盆腔炎等
- 经脉所过部位的疾病 → 下肢瘫痪、风湿性关节炎等

引作痛、大便稀薄或下痢，或小便不通，黄疸、不能安卧，勉强站立时，就会出现股膝内侧经脉所过之处肿胀而厥冷的病象。此外,还有足大趾不能活动等症状。这些病症，属实的就用泻法，属虚的就用补法；属热的就用速刺法，属寒的就用留针法；脉虚陷的就用灸法，既不属于经气亢盛也不属于经气虚弱，而仅仅只是经气运行失调的，就要用本经所属的腧穴来调治。本经气盛，寸口脉比人迎脉大三倍；而属于本经经气虚弱的，其寸口脉的脉象反而会比人迎脉的脉象小。

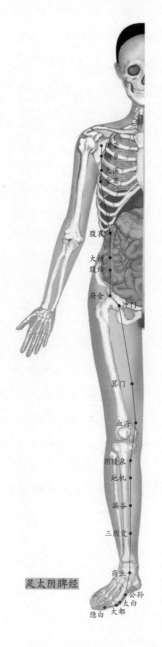

足太阴脾经

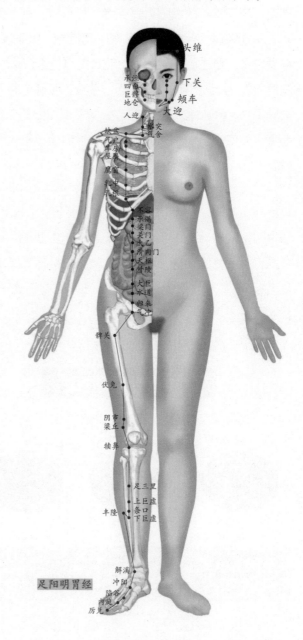

足阳明胃经

▶注释

①白肉际：手足之掌（或跖）与指（或趾）都有赤白肉际，掌（或跖）与指（或趾）的阴面为白肉，阳面（即生有毫毛的那一面）为赤肉，二者相交界的地方即为赤白肉际。

②核骨：即指第一趾跖关节在足内侧所形成的圆形隆起，其状如圆骨，故名。

③踹：在此为"腨"之误，即指小腿的腓肠肌部，俗称小腿肚。

④得后与气：就是指大便；气，就是指矢气。得后与气，就是指排出了大便或矢气。

⑤溏瘕泄：溏，指大便稀薄。瘕泄，指痢疾。

## 手少阴心经的循行路线、病变与治疗

▶原文

心手少阴之脉，起于心中，出属心系①，下膈，络小肠。其支者：从心系，上挟咽，系目系。其直者：复从心系，却上肺，下出腋下，下循臑内后廉，行太阴、心主之后，下肘内，循臂内后廉，抵掌后锐骨②之端，入掌内后廉，循小指之内，出其端。

是动则病，嗌干③，心痛，渴而欲饮，是为臂厥④。是主心所生病者，目黄，胁痛，臑臂内后廉痛、厥，掌中热痛。为此诸病，盛则泻之，虚则补之，热则疾之，寒则留之，陷下则灸之，不盛不虚，以经取之。盛者，寸口大再倍于人迎，虚者，寸口反小于人迎也。

▶译文

心的经脉叫"手少阴经"，起于心中，由心的络脉而出，向下通过膈膜，联络小肠。它的支脉，从心的脉络向上走行，并挟行于咽喉的两旁，此后再向上行而与眼球联络于脑的脉络相联系。直行的脉，从心与他脏相联系的脉络上行至肺，横出胁下，沿上臂内侧后缘，行手太阴经和手厥阴经的后面，下

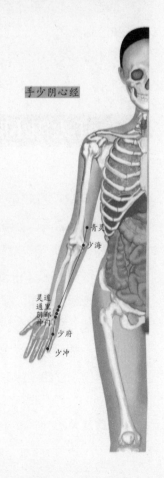

手少阴心经

青灵
少海

灵道
通里
阴郄
神门
少府
少冲

行肘内，沿臂内侧后缘，到掌内小指侧高骨尖端，入手掌内侧，沿小指内侧至尖端，与手太阳经相接。

手少阴心经之经气发生异常的变动，就会出现咽喉干燥、头痛、口渴而想要喝水等症状，这叫作"臂厥病"。本经所主的心脏发生病变，为眼睛发黄，胁肋胀满疼痛，上臂和下臂内侧后缘疼痛、厥冷，或掌心热痛。治疗上面这些病症时，属于经气亢盛的就要用泻法，属虚的就用补法；属热的就用速刺法，属寒的就用留针法；脉虚陷的就用灸法，不实不虚的从本经取治。属于本经经气亢盛的，其寸口脉的脉象要比人迎脉的脉象大两倍；气虚，寸口脉反小于人迎脉。

▶注释

①心系：指心脏与其他脏腑相联系的脉络。

②锐骨：指掌后尺侧部隆起的骨头。

③嗌干：嗌，音"易"，就是指食道的上口。嗌干，就是指食道上口之咽喉部有干燥的感觉。

④臂厥：指因手臂的经脉之气厥逆上行而导致的病症。

## 手太阳小肠经的循行路线、病变与治疗

▶原文

小肠手太阳之脉，起于小指之端，循手外侧上腕，出踝①中，直上循臂骨下廉，出肘内侧两骨之间，上循臑外后廉，出肩解②，绕肩胛，交肩上，入缺盆，络心，循咽下膈，抵胃，属小肠。其支者：从缺盆循颈，上颊，至目锐眦，却入耳中。其支者：别颊上顷③，抵鼻，至目内眦，斜络于颧。

是动则病，嗌痛，颔④肿，不可以顾，肩似拔、臑似折。是主液所生病者⑤，耳聋，目黄，颊肿，颈、颔、肩、臑、肘、臂外后廉痛。为此诸病，盛则泻之，虚则补之，热则疾之，寒则留之，陷下则灸之，不盛不虚，以经取之。盛者，人迎大再倍于寸口，虚者，人迎反小于寸口也。

▶译文

小肠的经脉叫"手太阳经"，起于小指外侧的尖端，沿着手外侧的后缘循

行而向上，到达腕部，过腕后小指侧高骨，直向上沿前臂后骨的下缘，出于肘后内侧两筋的中间，再向上沿上臂外侧后缘，出肩后骨缝，绕行肩胛，再前行而相交于肩上，继而进入缺盆，深入体内而联络于与本经相表里的脏腑——心脏，沿咽喉下行，穿过膈膜至胃，再向下联属于本腑小肠。它的支脉，从缺盆沿颈上颊，至眼外角，转入耳内。它的另一条支脉，从颊部别行而出，走入眼眶下方，并从眼眶下方到达鼻部，然后再至内眼角，最后再从内眼角向外斜行并络于颧骨，而与足太阳膀胱经相接。

由于外邪侵犯本经所发生的病变，为咽喉疼痛、颔部肿、头项难以转侧回顾、肩痛如被扯拔、臂痛如被折断。本经主治所发生的病变，则出现耳聋，眼睛发黄，颊肿，颈、颔、肩、臑、肘、臂后侧疼痛等症状。治疗上面这些病症时，属于经气亢盛的就要用泻法，属虚的就用补法；属热的就用速刺法，属寒就用留针法，脉虚陷的就用灸法，不实不虚的从本经取治。属于本经经气亢盛的，其人迎脉的脉象要比寸口脉的脉象大两倍；气虚，人迎脉反小于寸口脉。

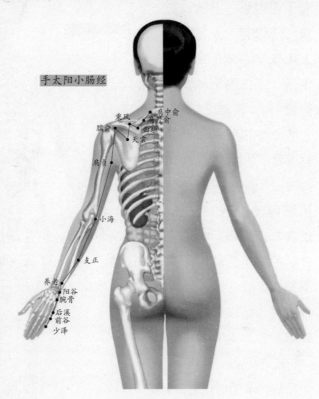

手太阳小肠经

▶注释

①踝：指手腕后方尺侧部隆起的骨头。

②肩解：指肩端之骨节解处，即肩关节。

③頄：音"拙"，是指眼眶下缘的骨。

④颔：音汗，指下颌骨正中下方的空软部位，即平常所说的下巴颏。

⑤是主液所生病者：小肠为受盛之官，承接胃所腐熟水谷，并泌别清浊，使其精华营养全身，其糟粕归于大肠，其水液归于膀胱。小肠有病，则水谷不分，清浊

难别。是故小肠可以调节水液的产生，而其所络属的经脉——小肠经也就可以调治水液方面所发生的病症。

# 足太阳膀胱经的循行路线、病变与治疗

▶原文

　　膀胱足太阳之脉，起于目内眦，上额，交巅①。其支者：从巅至耳上角②。其直者：从巅入络脑，还出别下项，循肩髆③内，挟脊抵腰中，入循膂④，络肾，属膀胱。其支者：从腰中下挟脊，贯臀，入腘中。其支者：从髆内左右别下贯胛，挟脊内，过髀枢⑤，循髀外从后廉下合腘中一以下贯踹（腨）内，出外踝之后，循京骨至小趾外侧。

　　是动则病，冲头痛，目似脱，项如拔，脊痛，腰似折，髀不可以曲，腘如结，踹（腨）如裂，是为踝厥。是主筋所生病者，痔，疟，狂、癫疾，头囟项痛，目黄，泪出，鼽衄，项、背、腰、尻、

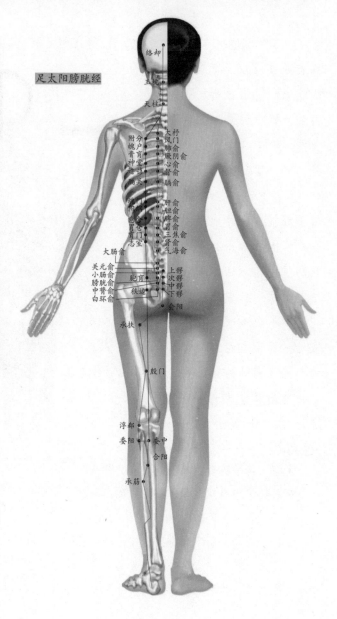

足太阳膀胱经

络却
玉枕
天柱
杼门
大风
附肺俞阴
魄户膏肓神心督膈俞
意志关
肝俞
胆俞脾胃三焦俞
肓气
胞肓志室
大肠俞
关元俞　　　上髎
小肠俞　胞肓　次髎中下髎
膀胱俞　秩边
中膂俞　　会阳
白环俞

承扶

殷门

浮郄
委阳　委中
合阳

承筋

腘、踹（腨）、脚皆痛，小趾不用。为此诸病，盛则泻之，虚则补之，热则疾之，寒则留之，陷下则灸之，不盛不虚，以经取之。盛者，人迎大再倍于寸口，虚者，人迎反小于寸口也。

▶译文

　　膀胱的经脉叫"足太阳经"，起于眼内角的睛明穴，上行额部，交会于头顶。它的一条支脉，从头顶下行至耳的上角。它直行的经脉，从头顶向内深入而联络于脑髓，然后返还出来，再下行到达颈项的后部，此后就沿着肩胛的内侧，挟行于脊柱的两旁，抵达腰部，再沿着脊柱旁的肌肉深入腹内，而联络于与本经相表里的脏腑——肾脏，并联属于本经所属的脏腑——膀胱腑。又一支脉，从腰部下行挟脊通过臀部，直入腘窝中。还有一条支脉，从左右的肩胛骨处分出，向下贯穿肩胛骨，再挟着脊柱的两侧，在体内下行，通过髀枢，然后再沿着大腿外侧的后缘下行，而与先前进入腘窝的那条支脉在腘窝中相会合，由此再向下行，通过小腿肚的内部，出于外踝骨的后方，再沿着足小趾本节后的圆骨，到达足小趾外侧的末端，而与足少阴肾经相接。

　　由于外邪侵犯本经所发生的病变，为气上冲而头痛，眼球疼痛像脱出似的，项部疼痛像被扯拔，脊背疼痛，腰痛像被折断，大腿不能屈伸，腘窝部像被捆绑而不能随意运动，小腿肚疼痛如裂，这叫作踝厥病。足太阳膀胱经上的腧穴主治筋所发生的疾病，如痔疮、疟疾、狂病、癫病、囟门部与颈部疼痛，眼睛发黄，流泪，鼻塞或鼻出血，项、背、腰、尻股、腘、小腿肚、脚等部位都发生疼痛，足小趾不能活动。这些病症，属实的就用泻法，属虚的就用补法；属热的就用速刺法，属寒的就用留针法；脉虚陷的就用灸法，不实不虚的从本经取治。属于本经经气亢盛的，其人迎脉的脉象要比寸口脉的脉象大两倍；气虚，人迎脉反小于寸口脉。

▶注释

　　①巅：指头顶正中的最高处，也就是百会穴所在的位置。

　　②耳上角：指耳尖上方所对之头皮的部位。

　　③肩髆：髆音"勃"，指肩胛骨。

　　④膂：挟行于脊柱两旁的浅层肌肉。

　　⑤髀枢：即指髋关节，又称大转子，为环跳穴所在的部位。

# 足少阴肾经的循行路线、病变与治疗

▶**原文**

　　肾足少阴之脉，起于小趾之下，邪走足心①，出于然谷之下，循内踝之后，别入跟中，以上踹（腨）内，出腘内廉，上股内后廉，贯脊属肾，络膀胱。其直者：从肾上贯肝、膈，入肺中，循喉咙，挟舌本。其支者：从肺出络心，注胸中。

　　是动则病，饥不欲食，面如漆柴②，咳唾则有血，喝喝③而喘，坐而欲起，目𥄔𥄔如无所见，心如悬若饥状。气不足则善恐，心惕惕如人将捕之，是为骨厥。是主肾所生病者，口热、舌干、咽肿，上气，嗌干及痛，烦心，心痛，黄疸，肠澼，脊、股内后廉痛，痿、厥，嗜卧，足下热而痛。为此诸病，盛则泻之，虚则补之，热则疾之，寒则留之，陷下则灸之，不盛不虚，以经取之。灸则强食生肉，缓带披发，大杖重履而步。盛者，寸口大再倍于人迎，虚者，寸口反小于人迎也。

▶**译文**

　　肾的经脉叫"足少阴经"，起于足小趾下，斜走足心，出内踝前大骨的然谷穴下方，沿内侧踝骨的后面转入足跟，由此上行经小腿肚内侧，出腘窝内侧，再沿大腿内侧后缘，贯穿脊柱，联属肾脏，联络与本脏相表里的膀胱。其直行的经脉，从肾脏向上行，贯穿肝脏和横膈膜，而进入肺脏，再从肺脏沿着喉咙上行并最终挟于舌的根部。另有一条支脉，从肺脏发出，联络于心脏，并贯注于胸内，而与手厥阴心包络经相接。

　　由于外邪侵犯本经所发生的病变，为虽觉饥饿而不想进食、面色黑而无华、咳吐带血、喘息有声、刚坐下就想起来、两目视物模糊不清、心像悬吊半空而不安。气虚不足的，就常常会有恐惧感，发作时，患者心中怦怦直跳，就好像有人追捕一样，这叫作"骨厥病"。本经脉所主的肾脏发生病变，则出现口热，

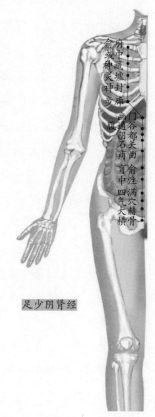

足少阴肾经

舌干，咽部肿，气上逆，喉咙发干而痛，心内烦扰且痛，黄疸，痢疾，脊背、大腿内侧后缘疼痛，足部痿软而厥冷，好睡，或足心发热而痛。治疗上面这些病症时，属于经气亢盛的就要用泻法，属于经气不足的就要用补法；属热的就用速刺法，属寒的就用留针法；脉虚陷的就用灸法，不实不虚的从本经取治。要使用灸法的患者，应当增加饮食以促进肌肉生长，同时还要进行适当的调养，放松身上束着的带子，披散头发而不必扎紧，从而使全身气血得以舒畅。本经气盛，寸口脉比人迎脉大两倍；而属于本经经气虚弱的，其寸口脉的脉象反而会比人迎脉的脉象小。

## ▶注释

①邪走足心：邪，其读音、意义均与"斜"字相同。邪走足心，就是指肾经的经脉从膀胱经经脉的终点出发后，斜行走向足心部的涌泉穴。

②漆柴：漆，就是指黑色。漆柴，就是形容患者的面色黯黑无泽，就好像烧焦了的黑色木炭一样。

③喝喝：形容喘息之声。

# 手厥阴心包经的循行路线、病变与治疗

## ▶原文

心主手厥阴心包络之脉，起于胸中，出属心包络，下膈，历络三焦①。其支者：循胸出胁，下腋三寸，上抵腋下，循臑内，行太阴、少阴之间，入肘中，下臂，行两筋之间，入掌中，循中指，出其端。其支者：别掌中，循小指次指②出其端。

是动则病，手心热，臂、肘挛急，腋肿，甚则胸胁支满，心中憺憺大动，面赤，目黄，喜笑不休。是主脉所生病者③，烦心，心痛，掌中热。为此诸病，盛则泻之，虚则补之，热则疾之，寒则留之，陷下则灸之，不盛不虚，以经取之。盛者，寸口大一倍于人迎，虚者，寸口反小于人迎也。

## ▶译文

心包主的经脉叫"手厥阴心包络经"，起于胸中，出属心包络，下膈膜，依次联络上、中、下三焦。它的一条支脉，从胸中横出至胁部，再走行到腋下三寸处，此后再向上循行，抵达腋窝部，然后再沿着上臂的内侧，在手太阴肺经与手少阴心经这两条经脉的中间向下循行，进入肘中，再沿着前臂内侧两筋的中间下行，入于掌中，再沿着中指直达其末端。又一支脉，从掌内沿无名指直达指尖，与手少阳经相接。

手厥阴心包络经的经气发生异常的变动，就会出现掌心发热、臂肘关节拘挛、腋下肿胀等症状，甚至胸胁胀满、心悸不宁、面赤、眼黄、嬉笑不止。手厥阴心包络经上的腧穴主治脉所发生的疾病，其症状是心中烦躁、心痛、掌心发热。这些病症，属实的就用泻法，属虚的就用补法；属热的就用速刺法，属寒的就用留针法；脉虚陷的就用灸法，不实不虚的从本经取治。属于本经经气亢盛的，其寸口脉的脉象要比人迎脉的脉象大一倍；而属于本经经气虚弱的，其寸口脉的脉象反而会比人迎脉的脉象小。

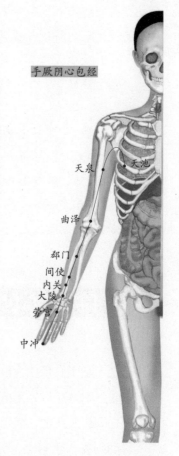

手厥阴心包经

▶注释

①历络三焦：历，就是经过的意思。历络三焦，就是指心包络经自胸至腹，顺次经过并联络上、中、下三焦。

②小指次指：即指小指旁侧的第二个手指，也就是无名指。

③是主脉所生病者：心主血脉，而心包络为心的外卫，代心受邪并代心行令，所以心包络经可以主治脉所发生的疾病。

## 手少阳三焦经的循行路线、病变与治疗

▶原文

三焦手少阳之脉，起于小指次指之端，上出两指之间，循手表腕①，出臂外两骨之间②，上贯肘，循臑外上肩，而交出足少阳之后，入缺盆，布膻中，散落心包③，下膈，遍属三焦。其支者，从膻中，上出缺盆，上项，系耳后，

直上出耳上角，以屈下颊至颇。其支者，从耳后入耳中，出走耳前，过客主人，前交颊，至目锐眦。

是动则病，耳聋，浑浑焞焞④，嗌肿，喉痹。是主气所生病者⑤，汗出，目锐眦痛，颊肿，耳后、肩、臑、肘、臂外皆痛，小指次指不用。为此诸病，盛则泻之，虚则补之，热则疾之，寒则留之，陷下则灸之，不盛不虚，以经取之。盛者，人迎大一倍于寸口，虚者，人迎反小于寸口也。

## ▶译文

三焦的经脉叫"手少阳经"，起于无名指尖端，上行小指与无名指中间，沿手背上行腕部，出前臂外侧两骨中间，穿过肘，沿上臂外侧上肩，交出足少阳经的后面，入缺盆，行于两乳之间的膻中，与心包联络，下膈膜，依次联属于上、中、下三焦。它的一条支脉，从胸部的膻中处上行，出于缺盆，并向上走行到颈项，挟耳后，再直上而出于耳上角，并由此环曲下行，绕颊部，而到达眼眶的下方。又一支脉，从耳后进入耳中，复出耳前，过足少阳经客主人穴的前方，与前一条支脉交会于颊部，由此再上行至外眼角，而与足少阳胆经相接。

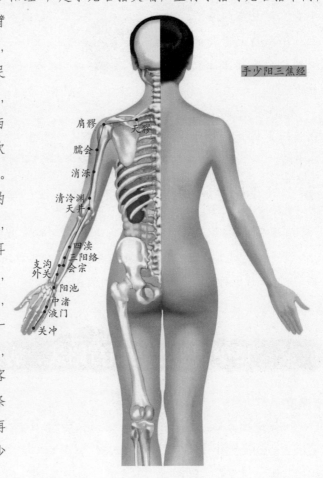

手少阳三焦经

由于外邪侵犯本经所发生的病变，为耳聋、喉咙肿、喉痹。手少阳三焦经上的腧穴主治气所发生的疾病，其症状是自汗出，外眼角疼痛，面颊疼痛，耳后、肩部、上臂、肘部、前臂等部位的外缘处都发生疼痛，无名指不能活动。这些病症，属实的就用泻法，属虚的就用补法；属热的就用速刺法，属寒的就用留针法；脉虚陷的就用灸法，不实不虚的从本经取治。属于本经经气亢盛的，其人迎脉的脉象要比寸口脉的脉象大一倍；而属于本经经气虚弱的，其人迎脉的脉象反而会比寸口脉的脉象小。

▶注释

①手表腕：即手腕的外侧，也就是指手背。在此是指手背上从小指与无名指的分叉处到腕部阳池穴处的部分。

②两骨之间：在此指的是桡骨与尺骨的中间。

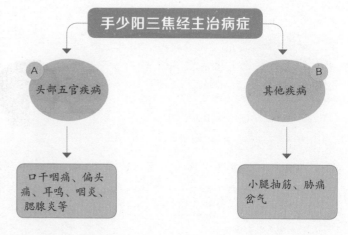

③散落心包：当为"散络心包"之误。

④浑浑焞焞：浑，音"魂"；焞，音"纯"。浑浑焞焞，是形容听不清楚声音的样子。

⑤是主气所生病者：因为三焦腑具有气化功能以通行水液，故其所络属的经脉——三焦经也就可以调治气所发生的病症。

# 足少阳胆经的循行路线、病变与治疗

▶原文

胆足少阳之脉，起于目锐眦，上抵头角①，下耳后，循颈，行手少阳之前，至肩上，却交出手少阳之后，入缺盆。其支者，从耳后入耳中，出走耳前，至目锐眦后。其支者，别锐眦，下大迎，合于手少阳，抵于𫮃，下加颊车，下颈，合缺盆，以下胸中，贯膈，络肝，属胆，循胁里，出气冲，绕毛际②，横入髀厌③中。其直者，从缺盆下腋，循胸，过季胁④，下合髀厌中。以下循髀阳⑤，出膝外廉，下外辅骨之前，直下抵绝骨之端，下出外踝之前，循足跗上，入小趾次趾之间。其支者，别跗上，入大指之间，循大指歧骨内，出其端，还贯爪甲，出三毛。

　　是动则病，口苦，善太息，心胁痛，不能转侧，甚则面微有尘，体无膏泽，足外反热，是为阳厥。是主骨所生病者，头痛，颔痛，目锐眦痛，缺盆中肿痛，腋下肿，马刀、侠瘿，汗出振寒，疟，胸胁、肋、髀、膝外至胫、绝骨、外踝前，及诸节皆痛，小趾次趾不用。为此诸病，盛则泻之，虚则补之，热则疾之，寒则留之，陷下则灸之，不盛不虚，以经取之。盛者，人迎大一倍于寸口，虚者，人迎反小于寸口也。

▶译文

　　胆的经脉叫"足少阳经"，起于外眼角，上行到额角，再折向下转至耳后，沿着颈部，行于手少阳经的前面，到达肩上，再交叉行至手少阳经的后面，入于缺盆。它的一条支脉，从耳后进入耳中，再出行至耳的前方，到达外眼角的后方。又一支脉，从外眼角处分出，下走大

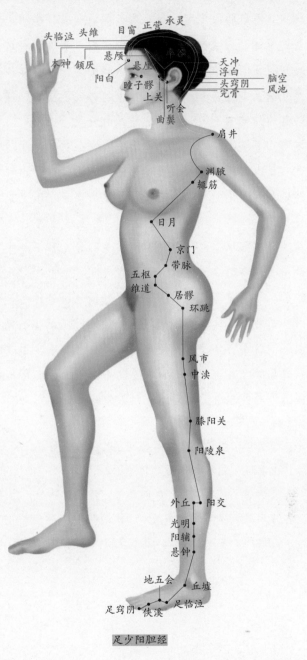

足少阳胆经

迎穴，会合手少阳经至眼眶下方，再下行经颊车，于颈部与本经前入缺盆之脉相合，然后向下进入胸中，穿过膈膜，与本经互为表里的肝脏相联络，联属于胆腑，再沿胁内下行，经小腹两侧的气街，绕阴毛处，横行进入环跳穴。其直行的经脉，从缺盆部下行至腋部，再沿着胸部经过季胁，与前一支脉会合于环跳穴所在的部位，再向下沿着大腿的外侧到达膝外侧后，下行经腓骨前方，直至外踝上方之腓骨末端的凹陷处，再向下出于外踝的前方，沿着足背进入足第四趾的外侧端。又一支脉，从足背分出，沿第一、第二跖骨之间，行至足大趾末端，又返回穿过爪甲，出爪甲后的三毛（大敦）与足厥阴经相接。

足少阳胆经之经气发生异常的变动，就会出现口苦、时常叹气、胸胁部作痛以致身体不能转动等症状。病重的面色灰暗无光泽，全身皮肤枯槁，足外侧发热，这叫作"阳厥"。足少阳胆经上的腧穴主治骨所发生的疾病，其症状是头痛、颔部疼痛、外眼角痛、缺盆肿痛、腋下肿胀、腋下或颈部病发瘰疬，自汗出而战栗怕冷、疟疾，胸、胁、肋、大腿、膝盖等部位的外侧直至小腿外侧、绝骨、外踝前等部位以及胆经经脉循行所经过的各个关节都发生疼痛，足第四趾不能活动。这些病症，属实的就用泻法，属虚的就用补法；属热的就用速刺法，属寒的就用留针法；脉虚陷的就用灸法，不实不虚的从本经取治。属于本经经气亢盛的，其人迎脉的脉象要比寸口脉的脉象大一倍；而属于本经经气虚弱的，其人迎脉的脉象反而会比寸口脉的脉象小。

▶注释

①头角：指前额之上缘的两端处，即额角。

②毛际：指耻骨部阴毛的边缘。

③髀厌：就是髀枢，即髋关节，俗称大转子，为环跳穴所在的部位。

④季胁：指两侧胸胁下方的软肋部。

⑤髀阳：髀，就是股，俗名大腿。内为阴，外为阳；髀阳，就是指大腿的外侧。

# 足厥阴肝经的循行路线、病变与治疗

## ▶原文

肝足厥阴之脉，起于大趾丛毛①之际，上循足跗上廉，去内踝一寸，上踝八寸，交出太阴之后，上腘内廉，循股阴②，入毛中，环阴器，抵小腹，夹胃，属肝，络胆，上贯膈，布胁肋，循喉咙之后，上入颃颡③，连目系，上出于额部，与督脉会于巅。其支者，从目系下颊里，环唇内。其支者，复从肝，别贯膈，上注肺。

是动则病，腰痛不可以俯仰，丈夫㿉疝，妇人少腹肿，甚则嗌干，面尘脱色。是主肝所生病者，胸满，呕逆，飧泄，狐疝④，遗溺，闭癃。为此诸病，盛则泻之，虚则补之，热则疾之，寒则留之，陷下则灸之，不盛不虚，以经取之。盛者，寸口大一倍于人迎，虚者，寸口反小于人迎也。

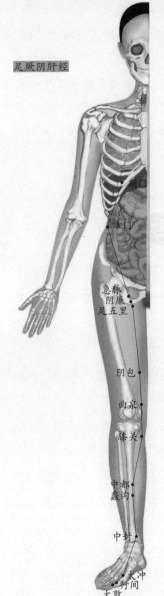

足厥阴肝经

期门
章门
急脉
阴廉
足五里
阴包
曲泉
膝关
中都
蠡沟
中封
太冲
行间
大敦

## ▶译文

肝的经脉叫"足厥阴经"，起于足大趾二节间三毛的边缘，沿足背上缘行至内踝前一寸，再至踝上八寸，交出于足太阴经的后面，上走腘内缘，沿大腿内侧入阴毛中，左右交叉，环绕阴器，向上抵小腹，挟行于胃的两旁，联属肝脏，络于与本经相表里的胆腑，向上穿过膈膜，散布于胁肋，再沿喉咙后面，绕到面部至喉咙的上窍，连目系，出额部，与督脉相会于头顶的百会。它的一条支脉，从眼球联络于脑的脉络处别行而出，向下行至颊部的里面，再环绕口唇的内侧。又一支脉，从肝别出穿膈膜，注于肺中，与手太阴经相接。

足厥阴肝经之经气发生异常的变动，就会出现腰部作痛以致不能前后俯仰，男子患疝病，女子小腹肿胀。病情严重时，还会出现喉咙干燥、面部像蒙着灰尘一样暗无光泽等症状。本经所主的肝脏发生病症，出现胸中满闷、呕吐气逆、腹泻完谷不化、狐疝、遗尿或小便不通等症状。这些病症，属实的就用泻法，属虚的就用补法；属热的就用速刺法，属寒的就用留针法；脉虚陷的就用灸法，不实不虚的从本经取治。属于本经经气亢盛的，其寸口脉的脉象要比人迎脉的脉象大一倍；而属于本经经气虚弱的，其寸口脉的脉象反而会比人迎脉的脉象小。

▶**注释**

①丛毛：指足大趾背面第一趾关节处多毛的部位，也就是前文所提到的"三毛"。

②股阴：即大腿的内侧部。

③颃颡：音"航嗓"，即鼻腔后部之鼻后孔所在的部位，它是鼻腔与咽部相通的部位，也是鼻的内窍。

④狐疝：疝气的一种。睾丸时大时小，时上时下，如狐之出入无常者，叫作狐疝，又名偏坠。

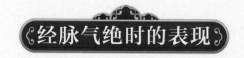

经脉气绝时的表现

▶**原文**

手太阴气绝，则皮毛焦。太阴者，行气温于皮毛者也。故气不荣，则皮毛焦；皮毛焦，则津液去皮节；津液去皮节①者，则爪枯毛折；毛折者，则毛先死。两笃丁死，火胜金也。

手少阴气绝，则脉不通；脉不通，则血不流；血不流，则发色不泽，故其面黑如漆柴者，血先死。壬笃癸死，水胜火也。

足太阴气绝者，则脉不荣肌肉。唇舌者，肌肉之本也。脉不荣，则肌肉软；肌肉软，则舌萎人中满；人中满，则唇反；唇反者，肉先死。甲笃乙死，木胜土也。

足少阴气绝，则骨枯。少阴者，冬脉也，伏行而濡骨髓者也，故骨不濡，则肉不能着也；骨肉不相亲，则肉软却②；肉软却，故齿长而垢，发无泽；发无泽者，骨先死。戊笃己死，土胜水也。

足厥阴气绝，则筋绝。厥阴者，肝脉也，肝者，筋之合也，筋者，聚于阴气③，而脉络于舌本也。故脉弗荣，则筋急；筋急则引舌与卵，故唇青舌卷卵缩，则筋先死。庚笃辛死，金胜木也。

五阴气俱绝，则目系转，转则目运④；目运者，为志先死；志先死，则远一日半死矣。六阳气绝，则阴与阳相离，离则腠理⑤发泄，绝汗乃出，故旦占夕死，夕占旦死。

▶译文

手太阴肺经的脉气衰竭，皮毛就会干枯。因为手太阴肺经能够营运气血而温润肌表的皮肤和毫毛，所以倘若肺经的经气不足，不能营运气血以濡养皮肤和毫毛，就会使皮毛干枯。而皮毛干枯就是津液耗损的表现，津液耗损就会伤害肌表。皮毛丧失了津液的润泽，就会出现爪甲枯槁、毫毛断折等现象。毫毛脱落，是肺经精气先衰竭的表现。这种病症，逢丙日就会加重，逢丁日人就会死亡。这是由于肺在五行中属金，丙、丁属火，而火能胜金。

手少阴心经之经气竭绝，就会使血脉不通。手少阴经是心脏的经脉，而心脏与血脉相配合。血脉不通，就会使血液不能流行，血流不畅，面色就失去润泽。所以倘若患者的面色暗黑，就好像烧焦的木炭一样，那就表明其营血已经先行衰败了。这种病症，逢壬日变得严重，逢癸日人就会死亡。这都是因为壬、癸属水，心属火，而水能克火。

足太阴脾经的脉气衰竭，经脉就不能输布水谷精微以营养肌肉。脾主肌肉，其华在唇，其脉连于舌本，散于舌下，因此由唇舌就能够观察出肌肉的状态，所以说唇舌为肌肉的根本。经脉不能输布营养，就会使肌肉松软；肌肉松软则舌体萎缩，人中部位肿满；人中部位肿满，就会使口唇外翻。口唇外翻，是肌肉先衰萎的征象。这种病症，逢甲日就会加重，逢乙日人就会死亡。这是由于脾在五行中属土，甲、乙属木，木能胜土。

足少阴肾经之经气竭绝，就会出现骨骼枯槁的病象。肾应于冬，肾脉称为"冬脉"，其脉伏行在深部而濡养骨髓。倘若骨髓得不到濡养而致骨骼枯槁，那么肌肉也就不能再附着于骨骼上了；骨肉不能亲合而分离，肌肉就软弱萎缩；肌肉软缩，就会使牙齿长长，并使牙齿上积满污垢，同时，还会出现头发失去光泽等现象。这种病症，逢戊日变得严重，逢己日人就会死亡。这都是因为戊、己属土，肾属水，而土能克水。

足厥阴肝经的脉气衰竭，就会使筋脉挛急，并牵引睾丸和舌。因为足厥阴肝经，是络属于肝脏的经脉，且肝脏外合于筋，所以足厥阴肝经与筋的活动有着密切的联系。如果肝脉不能营运精微以养筋，则筋脉拘急，筋脉拘急就牵引舌根与阴囊，出现口唇发青、舌体卷曲、阴囊上缩等症状，这是筋先衰竭的征象。这种病症，逢庚日就会加重，逢辛日人就会死亡。这是由于肝在五行中属木，庚、辛属金，而金能胜木。

五脏所主的五条阴经之经气都已衰竭，就会使眼球内连于脑的脉络扭转，目系转动则两目昏花，视物不清，出现了这种眼睛上翻的病象，就表明患者的神志已经先行败竭了。神志既衰，最多不超过一天半就要死亡。六腑所主的六条阳经之经气都已竭绝，就会使阴气和阳气相互分离；阴阳分离，就会使皮表不固，精气外泄，而流出大如串珠、凝滞不流的绝汗。所以早晨出现危象，预计晚上可能死亡；夜间出现危象，预计次日清晨可能死亡。

▶注释

①津液去皮节：津液丧失以致皮肤中缺少液体物质的意思。

②却：在此是短缩的意思。

③聚于阴气：阴气，在《难经》及各家注释中，均作"阴器"，也就是生殖器。聚于阴器的筋，主要为经筋。

④目运：指眼睛的黑睛上翻，仅露出白睛的现象。

⑤腠理：腠，就是指汗孔；理，就是指皮肉的纹理。

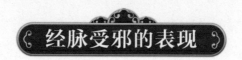

## 经脉受邪的表现

▶原文

经脉十二者，伏行分肉之间，深而不见；其常见者，足太阴过于外踝之上<sup>①</sup>，无所隐故也。诸脉之浮而常见者，皆络脉也。六经络，手阳明少阳之大络，起于五指间，上合肘中。饮酒者，卫气先行皮肤，先充络脉，络脉先盛。故卫气已平<sup>②</sup>，营气乃满，而经脉大盛。脉之卒然动者，皆邪气居之，留于本末，不动则热，不坚则陷且空，不与众同，是以知其何脉之动也。

▶译文

手足阴阳十二经脉，大都是隐伏在里而循行于分肉之间的，其位置都较深而不能在体表看到。通常能察见到的，只是足太阴脾经在经过足内踝之上的部位，这是由于该处皮薄、无所隐蔽的缘故。其他各脉浮于表浅而能见到的，都是络脉。在手之阴阳六经的络脉之中，最明显突出而易于诊察的就是手阳明大肠经和手少阳三焦经这两条经脉的大络，它们分别起于手部五指之间，由此再向上会合于肘窝之中。饮酒后，酒随卫气外达皮肤，先充于络脉，使络脉满盛。此后，倘若在外的卫气已经充溢有余，就会使在内的营气也随之满盛，进而就会使经脉中的血气也大大地充盛起来。任何经脉突然发生异常搏动，都是由于邪气留在脏腑经脉所致。此时的邪气不能走窜，就会郁而发热，从而使脉形变得坚实。如果络脉的脉形不显坚实，那就说明邪气已经深陷于经脉，并使络脉之气空虚衰竭了。凡是被邪气所侵袭了的经脉，都会出现与其他正常经脉不同的表现，由此我们也就可以测知是哪一条经脉受到了邪气侵袭而发生了异常的变动。

▶注释

①足太阴过于外踝之上：张介宾认为"足太阴"应为"手太阴"，"踝"与"髁"通，本注释从张氏之说。

②平：在此作"满盛"解。

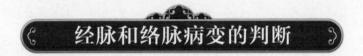

# 经脉和络脉病变的判断

▶原文

雷公曰：何以知经脉之与络脉异也？

黄帝曰：经脉者，常不可见也，其虚实也，以气口知之。脉之见者，皆络脉也。

雷公曰：细子无以明其然也。

黄帝曰：诸络脉皆不能经大节之间，必行绝道①而出入，复合于皮中，其会皆见于外。故诸刺络脉者，必刺其结上甚血者。虽无结，急取之，以泻其邪而出其血。留之发为痹也。

凡诊络脉，脉色青，则寒，且痛；赤则有热。胃中寒，手鱼之络多青矣；胃中有热，鱼际络赤。其暴黑者，留久痹也。其有赤、有黑、有青者，寒热气也。其青短者，少气也。凡刺寒热者，皆多血络，必间日而一取之，血尽而止，乃调其虚实。其小而短者，少气，甚者，泻之则闷，闷甚则仆，不得言，闷则急坐之也。

人体有经脉、络脉和孙脉，浮于体表肉眼可见的为络脉。通过观察手掌鱼际部络脉的颜色变化，可以了解自己身体的健康状况。

观察鱼际的络脉，判断身体病变

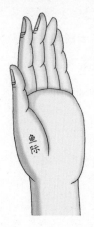

鱼际

| 络脉颜色 | 所主病症 |
| --- | --- |
| 青 | 寒邪凝滞产生疼痛 |
| 赤 | 有热象 |
| 突然呈现出黑色 | 留滞已久的痹病 |
| 兼有赤、黑、青三色 | 寒热错杂的病症 |
| 颜色发青且脉络短小的 | 元气衰少的征象 |

▶译文

雷公问：怎么知道经脉与络脉二者病变的不同呢？

黄帝说：经脉隐伏在内，因此即使其发生了病变，在体表常常也是看不到的，其虚实的变化情况只能从寸口部位的脉象变化来测知。凡是显露在外可见到的脉，都是络脉。

雷公说：我还是不能明白这其中的道理。

黄帝说：所有的络脉都不能经过大的骨节之间，只在经脉所不到之处出入联络，再结合到皮肤的浮络，会合后都显现在外面。因此，凡是针刺络脉的病变，都必须刺中其有瘀血积聚的地方，才能取得良好的疗效。若血聚甚多，虽无瘀结之络，也应急刺络脉，放出恶血，以泻其邪。如果把恶血留在体内，就会导致血络凝滞、闭塞不通的痹病。

一般诊察络脉颜色变化来判断疾病：络脉色青的，是寒邪凝滞而产生疼痛；络脉色赤的，是有热象。例如，胃中有寒的患者，其手鱼际部的络脉大多会呈现出青色；胃中有热，手鱼际部边缘的络脉多见赤色。络脉所在部位突然呈现出黑色的，那就说明它是留滞已久的痹病。络脉如兼有赤、黑、青三色，是寒热错杂的病症；颜色发青且脉络短小的，那是元气衰少的征象。凡是针刺治疗寒热病症，都应多刺表浅的血络，必须隔日针一次，将恶血泻尽为止，然后根据病情虚实进行调治。络脉色青且脉形短小的，是属于元气衰少的病症。对这种患者如用泻法，会引起昏闷烦乱，甚至突然跌倒不省人事，不能言语。在昏闷烦乱发生时，应立即扶患者坐起，施行急救。

▶注释

①绝道：就是"别道"的意思，也就是指与经脉循行路径不同的循行道路。

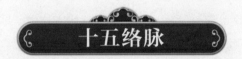

# 十五络脉

▶原文

手太阴之别，名曰列缺①。起于腕上分间②，并太阴之经，直入掌中，散入于鱼际。其病实则手锐③掌热；虚则欠㰦④，小便遗数。取之去腕寸半。别走阳明也。

手少阴之别，名曰通里。去腕一寸半，别而上行，循经入于心中，系舌本，属目系。其实则支膈，虚则不能言。取之去腕后一寸，别走太阳也。

手心主之别，名曰内关。去腕二寸，出于两筋之间，循经以上，系于心包，络心系。实则心痛，虚则为头强。取之两筋间也。

手太阳之别，名曰支正。上腕五寸，内注少阴；其别者，上走肘，络肩髃。实则节弛肘废；虚则生肬，小者如指痂疥。取之所别也。

手阳明之别，名曰偏历。去腕三寸，别入太阴；其别者，上循臂，乘肩髃，上曲颊偏齿；其别者，入耳，合于宗脉⑤。其病：实则龋、聋；虚则齿寒、痹膈。取之所别也。

手少阳之别，名曰外关。去腕二寸，外绕臂，注胸中，合心主。其病，实则肘挛，虚则不收。取之所别也。

足太阳之别，名曰飞扬。去踝七寸，别走少阴。实则鼽窒，头背痛；虚则鼽衄。取之所别也。

足少阳之别，名曰光明，去踝五寸，别走厥阴，下络足跗。实则厥，虚则痿躄，坐不能起。取之所别也。

足阳明之别，名曰丰隆。去踝八寸，别走太阴；其别者，循胫骨外廉，上络头项，合诸经之气，下络喉嗌。其病气逆则喉痹瘁瘖。实则狂巅，虚则足不收，胫枯。取之所别也。

足太阴之别，名曰公孙。去本节之后一寸，别走阳明；其别者，入络肠胃。其病：厥气上逆则霍乱，实则肠中切痛，虚则鼓胀。取之所别也。

足少阴之别，名曰大钟。当踝后绕跟，别走太阳；其别者，并经上走于心包下，外贯腰脊。其病：气逆则烦闷，实则闭癃，虚则腰痛。取之所别者也。

足厥阴之别，名曰蠡沟。去内踝五寸，别走少阳；其别者，循胫，上睾，结于茎。其病：气逆则睾肿卒疝。实则挺长，虚则暴痒。取之所别也。

任脉之别，名曰尾翳。下鸠尾，散于腹。实则腹皮痛，虚则痒搔。取之所别也。

督脉之别，名曰长强。挟膂上项，散头上，下当肩胛左右，别走太阳，入贯膂。实则脊强，虚则头重，高摇之，挟脊之有过者。取之所别也。

脾之大络，名曰大包。出渊腋下三寸，布胸胁。实则身尽痛，虚则百节尽皆纵。此脉若罗络之血者，皆取之脾之大络脉也。

凡此十五络者，实则必见，虚则必下。视之不见，求之上下。人经不同，络脉亦所别也。

▶译文

手太阴心经的别出络脉，名叫"列缺"。它起始于手腕上部的分肉之间，由此而与手太阴肺经的正经并行，直入于手掌内侧，并散布于鱼际的部位。此络脉发病，邪气盛的则腕后高骨及手掌发热；而其属于虚证的，就会出现张口哈欠、小便失禁或频数等症状。治疗时，取腕后一寸半的列缺穴，本络由此别出，联络手阳明经。

手少阴心经别出的络脉，名叫"通里"。它起于腕后内侧一寸处，本络由此别出，循本经上行，入于心中，再上行联系舌根，属于目系。倘若它发生病变，其属于实证的，就会出现胸膈间支撑不舒的症状；而其属于虚证的，就会出现不能言语的症状。治疗时，取掌后一寸处的通里穴，本络由此别出，联络手太阳经。

手厥阴心包络经别出的络脉，名叫"内关"。它起于掌后腕上二寸处，出两筋间，本络由此别走于手少阳经，并循本经上行，系于心包，联络于心系。倘若它发生病变，其属于实证的，就会出现心痛的症状；正气虚的则心中烦乱。治疗时，取腕上内侧二寸处两筋间的内关穴。

手太阳小肠经别出的络脉，名叫"支正"。它起于腕上外侧五寸，向内注于手少阴心经，其别出向上过肘，联络于肩髃穴。倘若它发生病变，其属于实证的，就会出现骨节弛缓，肘关节萎废而不能活动等症状；正气虚的则气血不行，皮肤上生赘肉，所生赘肉之多如指间痂疥一样。对于以上这些病症，都可以取手太阳小肠经的络脉从其本经所别出之处的络穴——支正穴来进行治疗。

手阳明经的别出络脉，名叫"偏历"。它在手掌后方距离腕关节三寸的部位从本经分出，由此而别行并进入手太阴肺经的经脉。另一别行的支脉，由偏历穴处发出，沿臂上行至肩髃部，再上行到达曲颊，斜行到牙根部。另一别出的络脉，上入耳中，合于该部的主脉。倘若它发生病变，其属于实证的，就会发生龋齿、耳聋等；正气虚的则齿冷，膈间闭塞不畅。对于以上这些病症，都可以取手阳明大肠经的络脉从其本经所别出之处的络穴——偏历穴来进行治疗。

手少阳经的别出络脉，名叫"外关"。它在手掌后方距离腕关节两寸的部位从本经分出，由此而向外绕行于臂部，然后再向上走行，注于胸中，而与手厥阴心包络经相会合。此络脉发病，邪气盛的则肘关节拘挛；而其属于虚证的，就会出现肘关节弛缓不收的症状。治疗时，取本经别出的络穴外关穴。

足太阳经的别出络脉，名叫"飞阳"。它在足之上方距离外踝七寸的部位从本经分出，由此而别行并走入足少阴肾经的经脉。此络脉发病，邪气盛的则出现鼻塞不通，头背部疼痛；而其属于虚证的，就会出现鼻塞或鼻出血。治疗时，取本经别出的络穴飞阳穴。

足少阳经的别出络脉，名叫"光明"。它在足之上方距离外踝五寸的部位从本经分出，由此而别行并走入足厥阴肝经的经脉，然后再向下走行，而联络于足背部。此络脉发病，邪气盛的则四肢厥冷；而其属于虚证的，就会出现下肢痿软无力以致难以步行，以及坐下后就不能再起立等症状。治疗时，取本经别出的络穴光明穴。

足阳明经的别出络脉，名叫"丰隆"。它在足之上方距离外踝八寸的部位从本经分出，由此而别行，并走入足太阴脾经的经脉。其别出而上行的，沿着胫骨的外侧，络于头项，与该处其他诸经经气会合，向下绕络于咽喉。如果它的脉气向上逆行，就会导致咽喉肿闭、突然失声而不能言语等症状。邪气盛的则神志失常而发癫狂；而其属于虚证的，就会出现两足弛缓不收，小腿部肌肉萎缩等症状。治疗时，取本经别出的络穴丰隆穴。

足太阴经的别出络脉，名叫"公孙"。它在足大趾本节后方一寸远的地方从本经分出，由此而别行，并走入足阳明胃经的经脉。其别出而上行的，入腹络于肠胃。如果它的脉气厥逆上行，就会发生霍乱。邪气盛的则肠中剧烈疼痛，正气虚的则腹胀如鼓。对于以上这些病症，都可以取足太阴脾经的络脉从其本经所别出之处的络穴——公孙穴来进行治疗。

足少阴经的别出络脉，名叫"大钟"。它从足内踝的后方别行分出，由此再环绕足跟至足的外侧，而走入足太阳膀胱经的经脉。其别出而行的络脉与本经向上的经脉相并，走入心包络，然后向下贯穿腰脊。如果它的经脉发生病变，其属于实证的，就会出现二便不通的症状；正气虚的则腰痛。对于以上这些病症，都可以取足少阴肾经的络脉从其本经所别出之处的络穴——大钟穴来进行治疗。

足厥阴经的别出络脉，名叫"蠡沟"。它在足之上方距离内踝五寸的部位从本经分出，由此而别行，并走入足少阳胆经的经脉。其别出而上行的络脉，沿本经所循行路径达于睾丸，聚于阴茎。如果它的经脉发生病变，其属于实证的，就会导致阴茎容易勃起；正气虚的则阴部暴痒。对于以上这些病症，都可以取足厥阴肝经的络脉从其本经所别出之处的络穴——蠡沟穴来进行治疗。

任脉的别出络脉，名叫"尾翳"。它起始于胸骨下方的鸠尾处，由此再向下散于腹部。此络脉发病，邪气盛的则腹部皮肤痛；而其属于虚证的，就会出现腹部皮肤瘙痒的症状。治疗时，取本经别出的络穴——尾翳穴来进行治疗。

督脉的别出络脉，名叫"长强"。它起始于尾骨尖下方的长强穴处，由此再挟着脊柱两旁的肌肉向上走行到项部，并散于头上，然后再向下走行到肩胛部的附近，此后就别行走向足太阳膀胱经，并深入体内，贯穿脊柱两旁的肌肉。此络脉发病，邪气盛的则脊柱强直，不能俯仰；而其属于虚证的，就会出现头部沉重、摇动不定等症状。治疗时，取本经别出的络穴——长强穴来进行治疗。

脾脏的大络，名叫"大包"。它起始于渊腋穴下方三寸处，由此再散布于胸胁。

倘若它发生病变，其属于实证的，就会出现全身各处都疼痛的症状；正气虚的则全身关节弛纵无力。此外，当它发生病变时，还会使大包穴附近出现网络状的血色斑纹。治疗时，如遇有瘀血凝滞的症状，都可取刺脾脏的大络从本经别出的络穴——大包穴来进行治疗。

以上所说的十五条络脉，它们在发病时，凡是属于脉气壅盛所致之实证的，其脉络都必然会变得明显突出而容易看到；凡是属于脉气虚弱所致之虚证的，其脉络都必然会变得空虚下陷而不容易看到。如果在皮表看不见，可在络脉的上下寻求。人的形体有高矮胖瘦的区别，因而其经脉就会有长短的不同，故其络脉所别行的部位也就多少会有一些差异，所以医者在诊察病情时，都应当灵活变通。

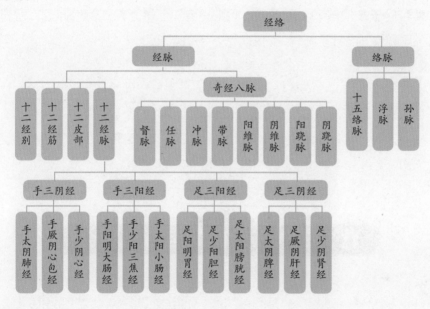

▶注释

①手太阴之别，名曰列缺：每经之络脉，都以其从正经分出之处的腧穴的名字来命名。

②分间：指分肉之间。

③手锐：指手的锐骨部，也就是指手掌后方之小指侧的高骨。

④欠㰦：欠，就是哈欠；㰦，是形容张口的样子。欠㰦，就是形容哈欠时张口伸腰的样子。

⑤宗脉：即指聚结于耳中的经脉。

# 营卫生会：营卫与气血

● 导读

　　本篇主要论述了营卫之气的产生、营卫之气在人体的循行运转与会合，营卫之气在人体的循行与相会，是影响人睡眠质量的根本原因；介绍了三焦之气的发出部位和三焦的作用；分析了血气属于同一种物质的原因，以及治病时需要注意之处。

▶原文

　　黄帝问于岐伯曰：人焉受气？阴阳焉会？何气为营？何气为卫？营安从生？卫于焉会？老壮不同气，阴阳异位，愿闻其会。

▶译文

　　黄帝问岐伯说：人的精气是从什么地方得到的？阴阳是怎样交会的？什么气是营气？什么气是卫气？营气又是从哪里生成的？卫气又是怎样与营气交会的？老年人和壮年人气的盛衰是不同的，营卫二气的运行部位也不相同，我想知道它们是怎样会合的。

## 营卫二气在人体的运行与相会

▶原文

　　岐伯答曰：人受气于谷，谷入于胃，以传与肺，五脏六腑，皆以受气，其清[1]者为营，浊者为卫，营在脉中，卫在脉外，营周不休，五十度而复大会，阴阳相贯，如环无端，卫气行于阴二十五度，行于阳二十五度，分为昼夜，故气至阳而起，至阴而止。故曰日中而阳陇，为重阳，夜半而阴陇为重阴，故太阴主内，太阳主外，各行二十五度分为昼夜。夜半为阴陇，夜半后而为阳衰，平旦阴尽而阳受气矣。日中而阳陇，日西而阳衰，日入阳尽而阴受气矣。夜半而大会，万民皆卧，命曰合阴，平旦阴尽而阳受气，如是无己，与天地同纪[2]。

　　黄帝曰：老人之不夜瞑者，何气使然？少壮之人，不昼瞑者，何气使然？

岐伯答曰：壮者之气血盛，其肌肉滑，气道通，营卫之行不失其常，故昼精[③]而夜瞑。老者之气血衰，其肌肉枯，气道涩，五脏之气相搏，其营气衰少而卫气内伐，故昼不精，夜不瞑。

营卫气血的循行对人睡眠质量的影响

营卫二气在体内不断循环，白天循行于阳经，夜晚循行于阴经，人才能正常作息。如果营卫二气失常，人的睡眠就会受到影响。

卫气在白天循行于阳经25周次。

中午

重阳

营卫二气在体内不断循环，一昼夜循行50个周次，划分昼夜各半。

年轻人气血旺盛，气道通畅，营卫之气运行通畅，所以白天精力充沛，夜晚能熟睡。

阴陇

中午

卫气在夜间循行于阴经25周次。

老人气血衰弱，气道不通畅，营气衰少，卫气内扰，所以白天的精力不充沛，夜晚也难以熟睡。

▶译文

岐伯回答说：人体的精气是由水谷产生的，水谷进入胃中，经过脾的消化吸收，化生为水谷精气并向上传至肺，再借肺气的输布功能传送到全身百脉，从而五脏六腑都可接受水谷精气。其水谷精气中，轻清而富于营养作用的是营气，重浊而剽悍的是卫气。营气在经脉之中循行，卫气则在经脉之外运行，营卫二气没有休止地在全身循行运转，一昼夜在人体内各运行五十周次，然后会合一次。由此，阴经阳经互相贯通，交替循环运转，没有终止。卫气在夜间循行于内脏二十五周次，在白天循行于阳经也是二十五周次，以此划分出昼夜。因而气循行到阳经时，人便醒来开始活动；夜间气循行于内脏时，人体就进入睡眠状态。所以，白天的时候，卫气都从内脏运转到了阳经；到了中午，阳经的卫气最盛，称为"重阳"；夜晚时，卫气都从阳经转运到了内脏；夜半时内脏的卫气最盛，而称为"重阴"。营气循行于脉中，起于手太阴经又终于手太阴肺经，因此说太阴主持营气的运行；卫气循行于脉外，起于足太阳经又终于足太阳经，所以说太阳主持卫气的运行。营气周流十二经，昼夜各二十五周次，卫气在白天循行于阳经，在夜间循行于阴经，也是各二十五周次，营卫二气各循行五十周次，划分昼夜各为一半。夜半阴气最盛为"阴陇"，夜半过后则阴气渐渐衰退，等到黎明的时候阴气已衰尽，而阳气渐盛。中午阳气最盛为"阳陇"，夕阳西下之时则阳气渐渐衰退，到黄昏的时候阳气已衰尽，而阴气渐盛。半夜的时候，营气和卫气都在阴分运行，是二者相互会合的时候，这时人们都已经入睡了，营卫二气在半夜会合，称为"合阴"。到第二天黎明的时候，阴气衰尽，而阳气开始运行。就是这样循环不息，如同天地日月运转一样有规律。

黄帝说：老人在夜里不能熟睡是什么原因造成的？年轻人白天精力充沛，夜晚熟睡难醒，又是什么原因？

岐伯回答说：年轻力壮的人气血旺盛，肌肉滑利，气道通畅，营气和卫气就能很正常地运行，因此在白天能精力充沛、精神饱满，夜里就熟睡难醒。而老年人的气血已经衰弱，肌肉萎缩，其气道也就艰涩难通，五脏便不能相互沟通和协调，营气衰少，卫气内扰，营卫失调，不能以正常规律运行，因此使得白天的精力不充沛，夜里又难以熟睡。

▶注释

①清：指水谷精气中轻清且富于营养作用的一部分。

②与天地同纪：指营卫两气日夜运行不停止，如同天地日月运转一样是有规律的。

③昼精：指白天精力充沛的意思。

# 三焦之气发出的部位

▶原文

黄帝曰：愿闻营卫之所行，皆何道从来？

岐伯答曰：营出中焦，卫出下焦。

黄帝曰：愿闻三焦之所出。

岐伯答曰：上焦出于胃上口，并咽以上，贯膈，而布胸中，走腋，循太阴之分而行，还至阳明，上至舌，下足阳明，常与营俱行于阳二十五度，行于阴亦二十五度一周也。故五十度而复大会于手太阴矣。

黄帝曰：人有热，饮食下胃，其气未定①，汗则出，或出于面，或出于背，或出于身半，其不循卫气之道而出，何也？

岐伯曰：此外伤于风，内开腠理②，毛蒸理泄，卫气走之，固不得循其道，此气剽悍滑疾，见开而出，故不得从其道，故命曰漏泄。

黄帝曰：愿闻中焦之所出。

岐伯答曰：中焦亦并胃中，出上焦之后，此所受气者，泌糟粕，蒸津液，化其精微，上注于肺脉乃化而为血，以奉生身，莫贵于此，故独得行于经隧，命曰营气。

黄帝曰：夫血之与气，异名同类。何谓也？

岐伯答曰：营卫者，精气也，血者，神气也，故血之与气，异名同类焉。故夺血者无汗，夺汗者无血，故人生有两死而无两生。

黄帝曰：愿闻下焦之所出。

岐伯答曰：下焦者，别回肠，注于膀胱，而渗入焉；故水谷者，常并居于胃中，成糟粕，而俱下于大肠而成下焦，渗而俱下。济泌别汁③，循下焦而渗入膀胱焉。

黄帝曰：人饮酒，酒亦入胃，谷未熟，而小便独先下，何也？

岐伯答曰：酒者，熟谷之液也。其气悍以清，故后谷而入，先谷而液出焉。

黄帝曰：善。余闻上焦如雾，中焦如沤，下焦如渎，此之谓也。

▶译文

黄帝说：我想知道营气和卫气都是从什么地方发出的。

岐伯回答说：营气是从中焦发出的，卫气是从上焦发出的。

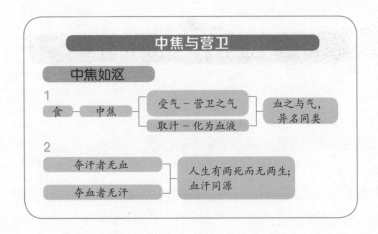

黄帝说：我想再听您说说三焦从何而起，又是如何运行的。

岐伯回答说：上焦起于胃的上口，沿着食道穿过膈膜并布散于胸中，经过腋下，沿手太阴经向下运行到手，再回到手阳明经，向上到达舌头，又向下交于足阳明经，循足阳明经运行。上焦之气常与营气并行于阳二十五周次，并行于阴也是二十五周次，一个昼夜是一个循环，共五十周次，而后又回到手太阴经，即循行全身一周。

黄帝说：人食用很热的饮食，刚刚吃下，还没有转化为水谷精气（即认为尚未转化为营卫之气）之时，就已经出汗了，有的是面部出汗，有的是背部出汗，有的是半身出汗，都不是按照卫气通常循行的路线，这是怎么回事呢？

岐伯说：这是由于在外受到了风邪的侵袭，腠理开泄，毛孔张大而汗液蒸腾，卫气流泄于体表，也就不能按照原来的路线循行了。因为卫气的性质为剽悍滑利，行走迅速，遇到疏张的孔道就会从中流泄而出，这样一来就不能沿卫气本来循行的路线运行，这种情况就称为"漏泄"。

黄帝问：我想了解中焦之气是从什么部位发出的。

岐伯说：也是出自胃的上口，在上焦之后，胃所受纳的水谷之气，经过排泄糟粕、蒸发津液，进而化生出精微的物质，向上传注于肺脉，同时将水谷化生的精微物质化为血液，以奉养全身，这种气是人体内最宝贵的物质，能够独自通行于经脉之中，我们称之为"营气"。

黄帝说：血和气，二者虽然名字不相同，但实际上却是同一类物质，这又怎样来理解呢？

岐伯说：营气和卫气都是源自水谷精气，而血液也是水谷精气化生而成的，所以血与营卫之气，虽是不同名称，却是来源于同一类物质。因此说血液亏耗过度的人不能再使其发汗，因为脱汗则卫气亦伤；而脱汗伤卫气的人也不能再用放血疗法。所以，如果既脱汗又失血则死，仅有脱汗或仅有失血则尚有生机。

黄帝说：想再听您谈谈下焦之气是从什么部位发出的。

岐伯回答说：下焦分别清浊，将糟粕输送到回肠，然后将水液渗入到膀胱。所以，水谷同时进入胃里，经过胃的腐熟消化和小肠的分别清浊后，形成的糟粕部分便向下被输送到大肠，那么其中清的就是水液部分，渗入下焦的膀胱。

黄帝问：人喝的酒与谷物一起进入胃中以后，在谷物还没有被腐熟消化的时候，酒却先从小便排出了，这是怎么回事呢？

岐伯回答说：酒是由谷物发酵而酿成的液体，酒气剽悍清纯，所以即使它在谷物之后入胃，也会在食物消化之前排出体外。

黄帝说：很对。我知道上焦的作用是宣化蒸腾，像雾露一样弥漫并灌溉全身；中焦的作用是腐熟运化水谷，像沤渍食物一样使之发生变化；下焦的作用是分别清浊，排泄糟粕，像沟渠排水一样。三焦的情况就是这样。

▶注释

①其气未定：指精微之气尚未化生。

②腠理：和皮毛同义。

③济泌别汁：将水液经过过滤，分出清浊的意思。

# 师传：问诊的技巧

●导读

　　本篇是岐伯向黄帝介绍先师传下来的医学心得，包括治病时医生如何顺应患者的意志，如何使患者觉得舒适，如何配合治疗。介绍了古代医书《本脏》中关于五脏六腑大小的推测方法。

## 医生和患者的关系

▶原文

　　黄帝曰：余闻先师，有所心藏，弗着于方①，余愿闻而藏之，则而行之，上以治民，下以治身，使百姓无病，上下和亲，德泽下流，子孙无忧，传于后世，无有终时，可得闻乎？

　　岐伯曰：远乎哉问也。夫治民与自治，治彼与治此，治小与治大，治国与治家，未有逆而能治之也，夫惟顺而已矣。顺者，非独阴阳脉，论气之逆顺也，百姓人民皆欲顺其志也。

　　黄帝曰：顺之奈何？

　　岐伯曰：入国问俗，入家问讳，上堂问礼，临患者问所便②。

　　黄帝曰：便病人奈何？

　　岐伯曰：夫中热消瘅③，则便寒；寒中之属，则便热。胃中热则消谷，令人悬心善饥。脐以上皮热，肠中热，则出黄如糜。脐以下皮寒，胃中寒，则腹胀；肠中寒，则肠鸣飧泄。胃中寒，肠中热，则胀而且泄；胃中热，肠中寒，则疾饮，小腹痛胀。

　　黄帝曰：胃欲寒饮，肠欲热饮，两者相逆，便之奈何？且夫王公大人，血食之君，骄恣纵欲，轻人，而无能禁之，禁之则逆其志，顺之则加其病，便之奈何？治之何先？

　　岐伯曰：人之情，莫不恶死而喜生，告之以其败，语之以其善，导之以其所便，开之以其所苦，虽有无道之人，恶有不听者乎？

黄帝曰：治之奈何？

岐伯曰：春夏先治其标，后治其本；秋冬先治其本，后治其标。

黄帝曰：便其相逆者奈何？

岐伯曰：便此者，食饮衣服，亦欲适寒温，寒无凄怆，暑无出汗。食饮者，热无灼灼，寒无沧沧。寒温中适，故气将持，乃不致邪僻也。

王清任（1768—1831），清代医学家，字勋臣，河北玉田人。他认为"业医诊病，当先明脏腑"。为此，他冲破封建礼教的束缚与非难，亲至坟冢间观察小儿残尸，并至刑场检视尸体脏器结构。他所著《医林改错》，纠正古代医书记载脏器结构及功能之错误。其医论和诊治重视气血、擅长活血化瘀。

王清任《医林改错》之"亲见改正脏腑图"

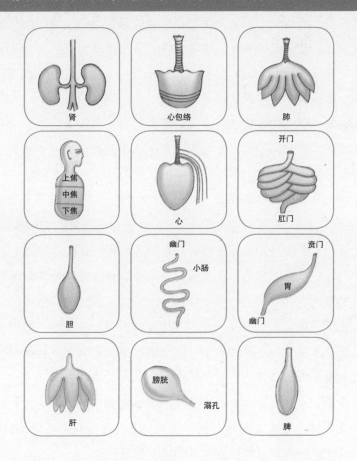

▶译文

黄帝说：我听说你的先师还有许多心得并没有记载于竹简上，我想听听这些心得并牢牢记于心内，然后因病以用之，从大的方面讲可以用来治疗民众所生的疾病，从小的方面讲可以用来保养自己的身体，使百姓摆脱疾病之扰，上下亲善，造福后代，让子子孙孙不再为疾病担忧，并让这些宝贵经验世代流传，我可以听你讲讲吗？

岐伯回答说：您考虑得真深远啊！无论治民与自治，治彼与治此，治小与治大，治国与治家，没有用逆行于固有规律的方法能治理好的，只有顺应客观规律才能行得通。所谓"顺"，并非仅指医学上阴阳、经脉、气血的和顺，还指对待百姓都要顺应他们的意志。

黄帝问：怎样做才算是顺应他们的意志呢？

岐伯回答说：到达一个国家先要了解当地的风俗习惯，进入一个家庭先要清楚他家的忌讳，登堂时要知道人家的礼节，医生采取治疗方法时也要询问患者怎样才觉得适宜。

黄帝问：怎样做才使患者觉得适宜呢？

岐伯回答说：由于体内热聚而导致多食易饥的消渴患者，适宜采用属寒凉的治法；对于体内有寒的患者，适宜采用属温热的治法；胃内有热则食物容易消化，使人常感饥饿且胃中空虚难耐，导致肚脐以上的皮肤皆发热；肠中有热，则会排出像黄色稀便，致使肚脐以下的皮肤均发热；胃中有寒，则腹部胀满，肠中有寒，则肠鸣易泻；胃中有寒且肠中有热，就会出现腹部胀满且泄泻的症状；胃中有热且肠中有寒，则会出现易饿而又有小腹胀痛的症状。

黄帝说：胃有热想吃寒食，肠有寒想吃热食，两者发生冲突，怎样做才能满足患者的需要呢？尤其那些王公大人及食肉之人，都性情骄纵，恣意孤行，瞧不起别人且不听劝阻，如果规劝他们遵守医嘱则违背其意愿，若顺着他们的意愿就会使病情加重。在这种情况下，又该怎样使他们觉得适宜呢？治疗时又应先从哪里入手呢？

岐伯回答说：人之本能没有不害怕死、不喜欢快乐地活着的，告诉哪些对身体有害，哪些对身体有益并指导他如何做，不这样做将会有什么样的痛苦，那么即使是不通情理的人，哪里会有不听劝告的呢？

黄帝问：那么怎样治疗呢？

岐伯回答说：治疗发生在春夏季节的病变，应先治疗其外在的标病，然后治疗内在的本病；治疗发生在秋冬季节的病变，应先治疗其内在的本病，然后治疗外在的标病。

黄帝说：对于那些意愿与病情治疗需要相矛盾的又如何使患者觉得适宜呢？

岐伯回答说：要使这样的患者觉得适宜，必须在穿衣方面，使其感觉寒温适中，天冷加衣不要使他冻得发抖，天热去衣不要让他出汗；饮食方面，不要让他吃过冷或过热的食物。这样寒温适中，真气就能内守，邪气也就无法进一步侵害人体了。

▶注释

①方：指古代记载文字的木板。

②患者问所便：便，相宜之意。患者问所便，指对患者最为相宜的治法。

③消瘅：即消渴病，分为上、中、下三消，此处指中消表现为多食易饥。

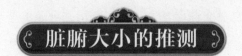

## 脏腑大小的推测

▶原文

黄帝曰：本以身形肢节䐃肉，候五脏六腑之大小焉。今夫王公大人，临朝即位之君，而问焉，谁可扪循之，而后答乎？

岐伯曰：身形肢节者，藏府之盖也，非面部之阅①也。

黄帝曰：五脏之气，阅于面者，余已知之矣，以肢节知而阅之，奈何？

岐伯曰：五脏六腑者，肺为之盖②，巨肩陷咽，候见其外。

黄帝曰：善。

岐伯曰：五脏六腑，心为之主，缺盆为之道③，骷骨有余，以候𩩲骬。

黄帝曰：善。

岐伯曰：肝者，主为将，使之候外，欲知坚固，视目小大。

黄帝曰：善。

岐伯曰：脾者，主为卫，使之迎粮，视唇舌好恶，以知吉凶。

黄帝曰：善。

岐伯曰：肾者，主为外，使之远听，视耳好恶，以知其性。

黄帝曰：善。愿闻六腑之候。

岐伯曰：六腑者，胃为之海，广骸、大颈、张胸，五谷乃容。鼻隧以长，以候大肠。唇厚、人中长，以候小肠。目下果大，其胆乃横。鼻孔在外，膀胱漏泄。鼻柱中央起，三焦乃约，此所以候六腑者也。上下三等，脏安且良矣。

▶译文

黄帝说：《本藏》篇指出，根据人体的形体、四肢、骨节、肌肉等情况，可以推测五脏六腑的大小。但对于王公大人及临朝即位的君主，如果他们想知道自己的身体状况，问到这个问题，有谁敢在他们的身上随便抚摸，然后再作回答呢？

岐伯回答说：形体、四肢、骨节等皆覆盖在五脏六腑的外面，观察它们可以知道内脏的情况，但不像观察面色那样简单。

黄帝说：观察面色以知五脏精气之虚实的方法，我已懂得了，但以观察形体、四肢、骨节等来推知内脏的情况，是怎样的呢？

岐伯回答说：五脏六腑之器官，肺所处的部位最高而称为"盖"，根据肩骨的高突及咽喉的下陷情况可测知肺部是否健康。

黄帝说：讲得好。

岐伯继续说：五脏六腑之心为身体的主宰，以缺盆作为血脉运行的道路，观察缺盆两旁肩端骨距离的远近，再结合胸骨剑突的长短，就可以测知心脏的大小坚脆。

黄帝说：很好。

岐伯接着说：肝在五脏六腑中为将军之官，开窍于目，要从外面推测肝的坚实情况，可依据眼睛的大小来判断。

黄帝说：有道理。

岐伯又说：脾脏，主管运化谷气，使之周行于全身，在饮食时观察其唇舌口味如何，可以预测脾脏的吉凶。

黄帝说：对。

岐伯说：肾脏气通于耳而主外，能听到远处的声音，所以根据人耳听力的强与弱可测候肾脏的实与虚。

　　黄帝说：讲得好。我还想听你讲一下关于测候六腑的方法。

　　岐伯说：六腑之中，胃内水谷最盛，凡颊部肌肉丰满、颈部粗壮、胸部宽阔之人，其容纳五谷就多。依据鼻窍隧道的长短，可以测候大肠的情况。唇厚度和人中沟的长短，可以测候小肠的情况。下眼袋肥大，可测知其胆刚强。鼻孔外翻的，可知其膀胱不固而小便漏泄。鼻柱中央隆起的，可知其三焦是固密的。这就是用来测候六腑的方法。人体之外在的形体与面部的上、中、下三部均匀称的，其内脏一定良好。

▶注释

　　①阅：观察。

　　②盖：最高。

　　③道：通道。

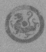

# 决气：六气的功能

●导读

--------------------------------------------------------------

本篇主要介绍了精、气、津、液、血、脉六气各自的形态和作用，讲述了六气充余和不足时人体所表现出的症状。

▶原文

黄帝曰：余闻人有精、气、津、液、血、脉，余意以为一气耳，今乃辨为六名，余不知其所以然。

岐伯曰：两神相搏，合而成形，常先身生，是谓精。何谓气？

岐伯曰：上焦开发，宣五谷味，熏肤、充身、泽毛，若雾露之溉，是谓气。何谓津？

岐伯曰：腠理发泄，汗出溱溱①，是谓津。何谓液？

岐伯曰：谷入气满，淖泽②注于骨，骨属屈伸，泄泽补益脑髓，皮肤润泽，是谓液。何谓血？

岐伯曰：中焦受气，取汁变化而赤，是谓血。何谓脉？

岐伯曰：壅遏③营气，令无所避，是谓脉。

黄帝曰：六气者，有余不足，气之多少，脑髓之虚实，血脉之清浊，何以知之？

岐伯曰：精脱者，耳聋；气脱者，目不明；津脱者，腠理开，汗大泄；液脱者，骨属屈伸不利，色夭，脑髓消，胫痹，耳数鸣；血脱者，色白，夭然不泽，其脉空虚，此其候也。

黄帝曰：六气者，贵贱何如？

岐伯曰：六气者，各有部主也，其贵贱善恶，可为常主，然五谷与胃为大海也。

▶译文

黄帝说：我听说人身有精、气、津、液、血、脉，原以为这是一气，可现在分为六种，各有不同的名称，是什么道理呢？

岐伯说：男女同房而产生新的形体，在新的形体产生之前便具有的物质叫作"精"。

黄帝问：什么叫作"气"？

岐伯说：上焦将饮食化生的谷气布散到全身，滋体润肤，充养周身，生养毛发，像雾露灌溉万物一样，这就叫作"气"。

黄帝问：什么叫作"津"？

岐伯说：肌腠疏泄，流出大量的汗液，这汗液就叫作"津"。

黄帝问：什么叫作"液"？

岐伯说：水谷入胃后，全身精气饱满，渗润到骨髓，使骨节屈伸自如；渗润于脑，滋补脑髓；渗润至肌肤，则皮肤滑润而有光泽，这就叫作"液"。

黄帝问：什么叫作"血"？

岐伯说：中焦脾胃吸收水谷精气，再经变化而成红色的液体，这叫作"血"。

黄帝问：什么叫作"脉"？

岐伯说：约束营血的运行，使其不向外流溢，这就叫作"脉"。

黄帝问：六气在人体中，充余或不足的表现各是什么？精气的多少，脑髓的虚实，血脉的清浊，怎样才能知道呢？

岐伯说：精虚的，会出现耳聋。气虚的，会使人视物不清。津虚的，则腠理开，汗液大泄。液虚的，则骨节屈伸不自如，面色无光，脑髓消减，小腿发软，耳朵经常有鸣响。血虚的，则面色苍白，枯槁无华，其脉络空虚。这是六气不足的主要症状。

黄帝问：六气在人体有没有主次之分呢？

岐伯说：精、气、津、液、血、脉在人体各有其所主的脏器，因此其在人体的重要性及是否正常，均与其所主的脏器有关。六气皆由五谷精微所化生，而五谷精微又化生于胃，因此胃为六气化生之源。

▶注释

①溱：音"真"，这里形容汗出很多的样子。

②淖泽：淖，音"闹"，泥沼，这里引申为满溢的意思。泽，即润泽之意。

③壅遏：指约束营血，使之行于一定的路径。

# 五阅五使：五官与五脏的关系

●导读

------------------------------------------------------------

　　本篇主要论述了通过观察五官五种气色的变化，诊断五脏病情的方法，介绍了五脏与五官的对应，如何根据五官的各种变化推测所患疾病，通过观察五色在鼻部的表现，判断五脏之气的变化方法。

▶原文

　　黄帝问于岐伯曰：余闻刺有五官①五阅，以观五气。五气者，五脏之使②也，五时之副也。愿闻其五使当安出？

　　岐伯曰：五官者，五脏之阅也。

　　黄帝曰：愿闻其所出，令可为常。

　　岐伯曰：脉出于气口，色见于明堂，五色更出，以应五时，各如其常，经气入脏，必当治理。

　　黄帝曰：善。五色独决于明堂乎？

　　岐伯曰：五官已辨，阙庭必张，乃立明堂，明堂广大，蕃蔽见外，方壁高基，引垂居外，五色乃治，平搏广大，寿中百岁，见此者，刺之必已，如是之人者，血气有余，肌肉坚致，故可苦以针。

　　黄帝曰：愿闻五官。

　　岐伯曰：鼻者，肺之官也；目者，肝之官也；口唇者，脾之官也；舌者，心之官也；耳者，肾之官也。

　　黄帝曰：以官何候？

　　岐伯曰：以候五脏。故肺病者，喘息鼻张；肝病者，眦青；脾病者，唇黄；心病者，舌卷短，颧赤；肾病者，颧与颜黑。

　　黄帝曰：五脉安出，五色安见，其常色殆者如何？

　　岐伯曰：五官不辨，阙庭不张，小其明堂，蕃蔽不见，又埤其墙，墙下无基，垂角去外。如是者，虽平常殆，况加疾哉。

黄帝曰：五色之见于明堂，以观五脏之气，左右高下，各有形乎？

岐伯曰：脏腑之在中也，各以次舍，左右上下，各如其度也。

▶译文

黄帝问岐伯道：我听说在针刺治疗疾病时，通过观察五官的五种气色的变化，有助于对五脏病情的诊断。所谓五气，是五脏的内在变化反映于体表的现象，又与五时气候相配合。我想知道五脏的变化是怎样表现于外的？

岐伯回答说：五官的变化就是五脏在身体外部的反映。

黄帝说：我想了解五脏反映于外部五官所表现的征象，并将它当作诊断治疗的常理。

岐伯说：脉象反映在寸口，气色表现于鼻部，五色交替出现，与五时相应，且各有一定的规律。邪气循着经络入于内脏，则必须先治疗其内脏。

黄帝说：讲得好。五色只能表现于鼻部吗？

岐伯说：正常人的五官能辨别颜色、气味、味道、声音等，天庭眉宇开阔饱满，就可以观察鼻部的情况。若鼻部宽阔，颊侧至耳门部肌肉结实，下额高厚，耳垂凸露于外，面部五色正常，五官开阔高起且匀称，寿命就可达百岁。观察到以上这些表现，即使得病，针刺也一定能治好。因为像这样的人，血气充足，肌肉结实，所以可以忍受针刺之苦。

黄帝说：我想了解一些关于五官的知识。

岐伯说：鼻子是肺脏的官窍；眼睛是肝脏的官窍；口唇是脾脏的官窍；舌是心脏的官窍；耳朵是肾脏的官窍。

黄帝问：根据五官的表现，怎样推测得了什么疾病呢？

岐伯说：从五官可以测知五脏的病变。出现喘息、鼻翼翕动症状的表明肺脏有病；出现眼角发青症状的表明肝脏有病；出现口唇发黄症状的表明脾脏有病；出现舌卷而短、两颧红赤症状的表明心脏有病；出现两颧及额部发黑症状的表明肾脏有病。

黄帝问：有的人平时五脏的脉象及五色的表现都正常，但一旦患病就很严重，这是什么道理？

岐伯说：五官的功能失常不能辨别颜色、气味、味道、声音等，天庭眉宇不开阔，鼻子也小，颊部和耳门部瘦小不显，肌肉瘦削，耳垂和耳上角向外突出，这样的人即使平时脉色正常，但也说明其禀赋不足，平时体质就差，何况再加上疾病呢？

黄帝问：五色表现于鼻部，据此可观察五脏之气的内在变化，那么在鼻部的左右上下，五色的出现各有一定的部位吗？

岐伯说：五脏六腑深居于胸腹之中，按照顺序各有所属的位置，所以五色表现于鼻部，在面部的左右上下各有一定的位置。

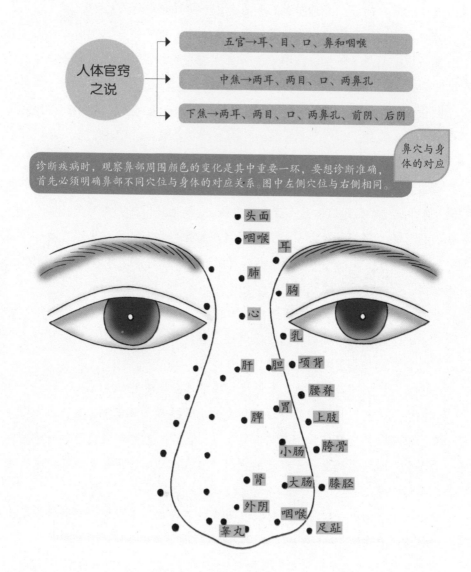

人体官窍之说

五官→耳、目、口、鼻和咽喉

中焦→两耳、两目、口、两鼻孔

下焦→两耳、两目、口、两鼻孔、前阴、后阴

鼻穴与身体的对应

诊断疾病时，观察鼻部周围颜色的变化是其中重要一环，要想诊断准确，首先必须明确鼻部不同穴位与身体的对应关系。图中左侧穴位与右侧相同。

头面
咽喉
耳
肺
胸
心
乳
肝 胆 项背
腰脊
脾 胃 上肢
小肠 胯骨
肾 大肠 膝胫
外阴 咽喉
睾丸 足趾

▶注释

①五官：指眼、耳、鼻、舌、唇。

②五脏之使：奉令出行叫作"使"。五脏之使，说明面部的气色是五脏的外在表现。

# 阴阳系日月：人体的阴阳之分

● 导读

　　本篇主要从人与自然对应的角度，讲述了十二个月份、十天干与人体经脉的阴阳配属关系，以及这种关系在治疗上的应用。

▶ 原文

　　黄帝曰：余闻天为阳，地为阴，日为阳，月为阴，其合之于人，奈何？

　　岐伯曰：腰以上为天，腰以下为地，故天为阳，地为阴，故足之十二经脉，以应为十二月，月生于水①，故在下者为阴；手之十指，以应十日，日主火，故在上者为阳。

　　黄帝曰：合之于脉，奈何？

　　岐伯曰：寅者，正月之生阳也，主左足之少阳；未者，六月，主右足之少阳。卯者，二月，主左足之太阳；午者，五月，主右足之太阳。辰者，三月，主左足之阳明；巳者，四月，主右足之阳明。此两阳合于前，故曰阳明。申者，七月之生阴也，主右足之少阴；丑者，十二月，主左足之少阴，酉者，八月，主右足之太阴；子者，十一月，主左

### 正月至六月，阳气重

正月至三月，阳气多在左下肢，针刺时应避开左下肢的三阳经脉。

四月至六月，阳气多在右下肢，针刺时应避开右下肢的三阳经脉。

七月至九月，阴气多在右下肢，针刺时应避开右下肢的三阴经脉。

十月至十二月，阴气多在左下肢，针刺时应避开左下肢的三阴经脉。

### 七至十二月，阴气重

十二月中针刺的规避：古代医者在治疗疾病时很是讲究，尤其是在针刺时，古人根据阴阳变化规律以及阴阳与人体的对应选择和规避针刺的日期，从而大大提高了治疗疾病的效果。

足之太阴。戌者，九月，主右足之厥阴；亥者，十月，主左足之厥阴，此两阴交尽，故曰厥阴。

甲主左手之少阳，己主右手之少阳；乙主左手之太阳，戊主右手之太阳；丙主左手之阳明，丁主右手之阳明，此两火并合，故为阳明。庚主右手之少阴，癸主左手之少阴，辛主右手之太阴，壬主左手之太阴。

故足之阳者，阴中之少阳也；足之阴者，阴中之太阴也。手之阳者，阳中之太阳也；手之阴者，阳中之少阴也。腰以上者为阳，腰以下者为阴。

其于五脏也，心为阳中之太阳，肺为阴中之少阴，肝为阴中少阳，脾为阴中之至阴，肾为阴中之太阴。

黄帝曰：以治之奈何？

岐伯曰：正月二月三月，人气在左，无刺左足之阳；四月五月六月，人气在右，无刺右足之阳，七月八月九月，人气在右，无刺右足之阴，十月十一月十二月，人气在左，无刺左足之阴。

黄帝曰：五行以东方为甲乙木王②春。春者，苍色，主肝，肝者，足厥阴也。今乃以甲为左手之少阳，不合于数，何也？

岐伯曰：此天地之阴阳也，非四时五行之以次行也。且夫阴阳者，有名而无形，故数之可十，离之可百，散之可千，推之可万，此之谓也。

▶译文

黄帝问：我听说天是阳，地是阴，日是阳，月是阴，它们与人是怎样相对应的呢？

岐伯说：人体的腰以上相当于天，属于阳；人体的腰以下相当于地，属于阴。所以天为阳，地为阴。下肢的十二条经脉则用来对应一年中的十二个月份，月是秉受水性而产生的，属阴，所以在下的为阴。手的十个指头，是用来对应于一月中的十个日次的，日是秉受火性而产生的，属阳，所以在上者为阳。

黄帝问：那么十二个月份和十个日次又是怎么样与经脉相配合的呢？

岐伯说：以十二地支代表十二个月份，它们的配合及与足部十二经脉的相应关系是：十二地支的寅是正月所配，此时阳气初生，主身体左侧下肢的足少阳胆经；未，是六月所配，主身体右侧下肢的足少阳胆经；卯，是二月所配，主身体左侧下肢的足太阳膀胱经；午，是五月所配，主身体右侧下肢的足太阳膀胱经；辰，是三月所配，主身体左侧下肢的足阳明胃经；巳，是四月所配，主身体右侧下肢的足阳明胃经，因三、四两月间，是一年之中阳气最旺盛之时，其配属经脉为两足阳明经，阳明是阳盛之经，故而为两阳合明，所以叫作"阳明"；申，是七月所配，此时为阴气渐生，主身体右侧下肢的足少阴肾经；丑，是十二月所配，主身体左侧下肢的足少阴肾经；酉，是八月所配，主身体右侧下肢的足太阴脾经；子，是十一月所配，主身体左侧下肢的足太阴脾经；戌，是九月所配，主身体右侧下肢的足厥阴肝经；亥，是十月所配，主身体左侧下肢的足厥阴肝经，因九、十两个月是一年之中阴气最盛之时，其配属经脉为两足厥阴经，为两阴交尽，所以称为"厥阴"。

十天干与人体上肢十条经脉相应的关系是：甲日主身体左侧上肢的手少阳三焦经，己日主身体右侧上肢的手少阳三焦经，乙日主身体左侧上肢的手太阳小肠经，戊日主身体右侧上肢的手太阳小肠经，丙日主身体左侧上肢的手阳明大肠经，丁日主身体右侧上肢的手阳明大肠经，十天干按五行归类，丙、丁都属火，分主左、右手之阳明，所以两火合并，称为"阳明"，庚日主身体右侧上肢的手少阴心经，癸日主身体左侧上肢的手少阴心经，辛日主身体右侧上肢的手太阴肺经，壬日主身体左侧上肢的手太阴肺经。

因为人体腰以上为阳，腰以下为阴，足在下，所以属阴。足的阳经，为阴中的少阳，阳气微弱，足的阴经，为阴中的太阴，阴气隆盛。手在上，所以属阳。手的阳经，为阳中的太阳，阳气隆盛；手的阴经，为阳中的少阴，阴气微弱。

根据这个规律来说明五脏的阴阳属性：由于心肺位于膈上，属阳部，心属火，肺属金，所以心为阳中之太阳，肺为阳中之少阴；由于肝脾肾位于膈下，属阴部，肝属木，脾属土，肾属水，所以肝为阴中之少阳，脾为阴中之至阴，肾为阴中之太阴。

黄帝问：怎样把经脉与十二月的阴阳配属关系应用到治疗上呢？

岐伯说：正月、二月、三月，人体的阳气分别偏重于身体左侧下肢的足少阳胆经、足太阳膀胱经和足阳明胃经，治疗时不宜针刺左足的三阳经；四月、五月、六月，人体的阳气分别偏重于身体右侧下肢的足阳明胃经、足太阳膀胱经和足少阳胆经，治疗时不宜针刺右足的三阳经；七月、八月、九月，人体的阴气分别偏重于身体右侧下肢的足少阴肾经、足太阴脾经和足厥阴肝经，治疗时不宜针刺右足的三阴经；十月、十一月、十二月，人体的阴气分别偏重于身体左侧下肢的足厥阴肝经、足太阴脾经和足少阴肾经，治疗时不宜针刺左足的三阴经。

黄帝说：在五行归类中，方位上的东方，天干中的甲、乙，同属于木，木气旺于春季，在颜色上为青色，在内脏应于肝。肝的经脉为足厥阴经，现在用甲来配属身体左侧上肢的手少阳三焦经，不符合五行配天干的规律，这是为什么呢？

岐伯说：这是根据天地阴阳消长变化的规律来配合天干地支的，用来说明手足十二经脉阴阳属性的，不是按照四时的顺序和五行属性配合干支来分阴阳的。况且阴阳是一个抽象概念，有名无形，所以它的运用非常广泛，用它可以推演万物变化，由十到百到千到万乃至无穷无尽。出现这种情况，说的就是这个道理。

▶注释

①月生于水：张介宾"月为阴精，故月生于水"。故此句是说明月为阴的属性。

②王：音义皆同"旺"。

# 五变：五种特殊的病变

● 导读
--------------------------------------------

本篇用类比的方式分析了不同的人在同时受邪又同时患病的情况下，表现却不同的原因，介绍了从外在形体诊察疾病的方法和时令对疾病的影响。

▶ 原文

黄帝问于少俞曰：余闻百疾之始期也，必生于风雨寒暑，循毫毛而入腠理，或复还，或留止，或为风肿汗出①，或为消瘅②，或为寒热，或为留痹③，或为积聚。奇邪淫溢，不可胜数，愿闻其故。夫同时得病，或病此，或病彼，意者天之为人生风乎，何其异也？

少俞曰：夫天之生风者，非以私百姓也，其行公平正直，犯者得之，避者得无殆，非求人而人自犯之。

▶ 译文

黄帝向少俞问道：我听说各种疾病刚开始发生时，都是由于风雨寒暑的邪气引起的，邪气沿着皮肤、毛孔而侵入腠理，有的发生转变，有的停留在体内一定的部位，邪气滞留以后，可以发展成为各种疾病，有的形成以水肿、汗出为主症的风水病，有的成为消渴病，有的引起发冷发热类的疾病，有的导致长期不愈的痹病，有的发生积聚病。反常气候形成的病邪，浸淫满溢，多得无以计数，我想听听这其中的道理。另外，同时得病的患者，有的生这种病，有的生那种病，出现这种情况的缘由是自然界为人体产生了各种不同性质的风邪吗？不然为什么会有这样的差异呢？

少俞说：自然界产生的风邪，不是专对某一个人的，它的活动是客观存在的，对谁都不偏不倚，侵犯了谁，谁就得病，能够躲避邪气的人，就不会发生危险，并不是它有意要侵犯哪个人，而是人自己未加预防却感受了它的缘故。

▶ 注释

①风肿汗出：这里指以水肿、汗出为主要表现的风水病。

②消瘅：指消渴病。

③留痹：指长期不愈的痹症。

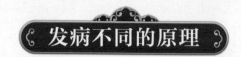

▶原文

黄帝曰：一时遇风，同时得病，其病各异，愿闻其故。

少俞曰：善乎其问！请论以比匠人。匠人磨斧斤，砺刀削断材木。木之阴阳，尚有坚脆，坚者不入，脆者皮弛，至其交节，而缺斤斧焉。夫一木之中，坚脆不同，坚者则刚，脆者易伤，况其材木之不同，皮之厚薄，汁之多少，而各异耶。夫木之蚤花先生叶者，遇春霜烈风，则花落而叶萎；久曝大旱，则脆木薄皮者，枝条汁少而叶萎；久阴淫雨，则薄皮多汁者，皮溃而浅；卒风暴起，则刚脆之木，根摇而叶落。凡此五者，各有所伤，况于人乎！

黄帝曰：以人应木，奈何？

少俞答曰：木之所伤也，皆伤其枝。枝之刚脆而坚，未成伤也。人之有常病也，亦因其骨节皮肤腠理之不坚固者，邪之所舍也，故常为病也。

黄帝曰：人之善病风厥①漉汗者，何以候之？

少俞答曰：内不坚，腠理疏，则善病风。

▶译文

黄帝说：同时感受邪气又同时患病的，其产生的疾病各不相同，这是为什么呢？我想知道这其中的缘故。

少俞说：问得好啊！请让我以工人伐木为例，来说明这个问题。工匠磨快了刀斧，去砍削木材，树木本身的阴面和阳面，有坚硬和脆薄性质的差别。坚硬的不易砍削，脆薄的松散易裂。如果砍在树木枝杈交节的地方，坚硬的就会使刀斧的刃崩损而出现缺口。同一棵树的不同部位也有坚硬、脆薄的区别，更何况不同的树木材料，其树皮的厚薄，内含水分的多少，也都不相同。树木中开花长叶较早的，遇到早春的大风和寒霜，就会花凋叶枯；树皮薄而木质松脆的，如果遇到烈日的暴晒或大旱，就会枝条垂落，水分因蒸发过多而树叶萎黄；树皮薄而汁液多的树木，如果长期阴雨连绵，树皮就会溃烂，水湿漉漉；本质刚脆的树木，如果遇到狂风骤起，就会树叶脱落，枝条折断，树干受伤，如果遇到秋季的严霜和疾风，就会树根动摇，树叶零落。这五种情况说明，不同的树木，受外界气候的影响，损伤都会有这么大的区别，更何况是不同的人呢！

黄帝问：把人和上面所说的树木的情况相比，是怎样的呢？

少俞回答说：树木的损伤，主要是损伤其树枝，如果树枝坚硬刚强，就未必会被伤害。人经常生病也就是因为他的骨节、皮肤、腠理等部位不够坚实，外邪容易侵入并且停留在这些地方，所以经常会发病。

黄帝问：人经常患风气厥逆而漉漉汗出的疾病，用什么方法察看它呢？

少俞回答说：肌肉不坚实，腠理疏松，就容易患风邪病。

▶注释

①风厥：以汗出不止为主要表现的病症。

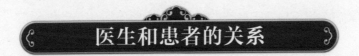

## 医生和患者的关系

▶原文

黄帝曰：何以候肉之不坚也？

少俞答曰：䐃肉不坚，而无分理。理者粗理，粗理而皮不致者，腠理疏。此言其浑然者。

黄帝曰：人之善病消瘅者，何以候之？

少俞答曰：五脏皆柔弱者，善病消瘅。

黄帝曰：何以知五脏之柔弱也？

少俞答曰：夫柔弱者，必有刚强，刚强多怒，柔者易伤也。

黄帝曰：何以候柔弱之与刚强？

少俞答曰：此人薄皮肤，而目坚固以深者，长冲直肠，其心刚，刚则多怒，怒则气上逆，胸中蓄积，血气逆留，髋皮充肌，血脉不行，转而为热，热则消肌肤，故为消瘅。此言其人暴刚而肌肉弱者也。

黄帝曰：人之善病寒热者，何以候之？

少俞答曰：小骨弱肉者，善病寒热。

黄帝曰：何以候骨之小大，肉之坚脆，色之不一也？

少俞答曰：颧骨者，骨之本也。颧大则骨大，颧小则骨小。皮肤薄而其肉无䐃，其臂懦懦然<sup>①</sup>，其地色殆然，不与其天同色，污然独异，此其候也。然后臂薄者，其髓不满，故善病寒热也。

黄帝曰：何以候人之善病痹者？

少俞答曰：粗理而肉不坚者，善病痹。

黄帝曰：痹之高下有处乎？

少俞答曰：欲知其高下者，各视其部。

黄帝曰：人之善病肠中积聚者，何以候之？

少俞答曰：皮肤薄而不泽，肉不坚而淖泽<sup>②</sup>。如此，则肠胃恶，恶则邪气留止，积聚乃伤脾胃之间，寒温不次，邪气稍至。蓄积留止，大聚乃起。

黄帝曰：余闻病形，已知之矣！愿闻其时。

少俞答曰：先立其年，以知其时。时高则起，时下则殆，虽不陷下，当年有冲道，其病必起，是谓因形而生病，五变之纪也。

## ▶译文

黄帝问：怎样才能看出肌肉不坚实呢？

少俞回答说：肌肉结集隆起的部位不坚实，皮肤的纹理不明显，即使皮肤纹理清楚却粗糙不致密，腠理也就疏松，这些说的是观察肌肉是否坚实的大致情况。

黄帝问：人经常患消渴病，用什么方法来诊察它呢？

少俞回答说：五脏都柔弱的人就容易患消渴病。

黄帝问：怎样知道五脏是柔弱的呢？

少俞回答说：五脏柔弱的人，必定有刚强的性情，而性情刚强的人多半容易发怒，怒则五脏容易受到伤害。

黄帝问：怎样诊候五脏的柔弱与性情的刚强呢？

少俞回答说：这类人皮肤薄弱，两目转动不灵活且眼睛深陷于目眶之中，两眉长而且竖直并带有怒气，他们的性情刚强，容易发怒，发怒时使气上逆而蓄积在胸中，并使皮肤肌肉充胀，血脉运行不畅，郁积而生热，热则能伤耗津液而使肌肉皮肤瘦薄，所以成为消渴病。这说的是性情刚暴而肌肉脆弱的人的情况。

黄帝问：人体容易患寒热病，用什么方法诊察它呢？

少俞回答说：骨骼细小、肌肉瘦弱的人，容易经常患寒热病。

黄帝问：怎样诊察骨骼的大小、肌肉的坚实脆弱，以及气色的不一致呢？

少俞回答说：颧骨，是人体骨骼的根本标志。颧骨大的，全身骨骼就大；颧骨小的，全身骨骼就小。皮肤薄而肌肉瘦弱没有积聚突出的部分，则他的两臂软弱无力，下巴的气色晦浊无神，与天庭部位的色泽不一致，像蒙有一层污垢为其特点，这就是诊察骨、肉、色的方法。然而臂膀瘦薄无力，他的骨髓必不充实，所以经常患寒热病。

黄帝问：怎样诊察人经常患痹病的呢？

少俞回答说：皮肤纹理粗糙且肌肉不坚实的，就容易患痹病。

黄帝问：痹病发生的上下有一定的部位吗？

少俞回答说：要想知道它发病部位的上下，就要察视各个部位的虚弱情况，虚的地方就容易患痹病。

黄帝问：人经常患肠中积聚病，怎样诊察它呢？

少俞回答说：皮肤瘦薄而不润泽，肌肉不坚实却有滑润感，出现这种现象说明肠胃功能不健全，这样邪气便留滞在身体之中，形成积聚而发作。脾与胃之间，饮食冷热失常，邪气稍有侵袭，就会蓄积停留，从而发生严重的积聚病。

黄帝说：我听了以上疾病的外部表现情况，并且已经了解了从外部表现诊察疾病的常识，还想听一听时令对疾病影响的情况。

少俞回答说：首先要确定一整年的气候概况，然后再掌握各个时令的气候。凡在气候对疾病有利之时，其病就会好转；气候对疾病不利之时，病就会恶化。有时虽然某一时令的气候变化并不剧烈，但因人体对该年气候不适应，也可以引起发病，这是因为各人的形体素质不同而发生各种疾病。这些就是五变的一般规律。

▶注释

①懦懦然：形容柔弱无力的样子。

②淖泽：形容湿润的样子。

# 五味：食物的五味

●导读

　　本篇论述了五味进入人体后，按照其所喜，各归走于不同的脏器，介绍了水谷所化生的营卫之气的运行，阐述了五味与养生的原则；分析了五谷的性味，五色和五味的关系，患病时适宜吃的食物，禁止吃的食物，五脏与五色、五味的对应关系，以及宜食用的食物。

▶原文

　　黄帝曰：愿闻谷气有五味，其入五脏，分别奈何？

　　伯高曰：胃者，五脏六腑之海也，水谷皆入于胃，五脏六腑，皆禀气于胃。五味各走其所喜，谷味酸，先走肝，谷味苦，先走心，谷味甘，先走脾，谷味辛，先走肺，谷味咸，先走肾。谷气津液已行，营卫大通，乃化糟粕，以次传下。

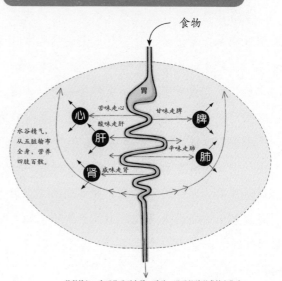

谷气归走五脏

水谷以食物的形式进入胃，经过胃的消化转化为精微物质，然水谷精微中的五味依五脏所喜归走于其所喜之脏。

所剩糟粕，向下传送到大肠、膀胱，以两便的形式排出体外。

　　黄帝曰：营卫之行奈何？

　　伯高曰：谷始入于胃，其精微者，先出于胃之两焦，以溉五脏，别出两行，营卫之道。其大气之搏而不行者，积于胸中，命曰气海，出于肺，循咽喉，故呼则出，吸则入。天地之精气，其大数常出三入一，故谷不入，半日则气衰，一日则气少矣。

　　黄帝曰：谷之五味，可得闻乎？

　　伯高曰：请尽言之。五谷：粳米甘，麻酸，大豆咸，麦苦，黄黍辛。五果：

枣甘，李酸，栗咸，杏苦，桃辛。五畜：牛甘，犬酸，猪咸，羊苦，鸡辛。五菜：葵甘，韭酸，藿咸，薤苦，葱辛。

五色：黄色宜甘，青色宜酸，黑色宜咸，赤色宜苦，白色宜辛。凡此五者，各有所宜。五宜所言五色者，脾病者，宜食糠米饭、牛肉、枣、葵；心病者，宜食麦、羊肉、杏、薤；肾病者，宜食大豆黄卷、猪肉、栗、藿；肝病者，宜食麻、犬肉、李、韭；肺病者，宜食黄黍、鸡肉、桃、葱。

五禁：肝病禁辛，心病禁咸，脾病禁酸，肾病禁甘，肺病禁苦。肝色青，宜食甘，糠米饭、牛肉、枣、葵皆甘。心色赤，宜食酸，犬肉、麻、李、韭皆酸。脾黄色，宜食咸，大豆、猪肉、栗、藿皆咸。肺白色，宜食苦，麦、羊肉、杏、薤皆苦。肾色黑，宜食辛，黄黍、鸡肉、桃、葱皆辛。

▶译文

黄帝说：愿意听一听谷气的五味进入人体后是怎样分别归于人体五脏的。

伯高说：胃，是五脏六腑营养物质的化生处，所食的水谷之物都是从口进入到胃腑，胃腑所化生的精微物质，被五脏六腑所秉受。所入五味又各自归走于同性所喜之脏器，谷味酸的，先走于肝脏；谷味苦的，先走于心脏；谷味甘的，先走于脾脏；谷味辛的，先走于肺脏；谷味咸的，先走于肾脏。水谷精气，津液及营卫，已输布运行，而营养脏腑四肢百骸。所剩糟粕，依次向下传送到大肠、膀胱，成为两便而排出体外。

黄帝问：营卫运行是怎样的？

伯高说：水谷刚一开始进入到胃中，通过脾胃中焦的作用，所化生的精微部分，从胃出至上、中二焦，经过肺脏的输布，灌溉五脏，从中分出两条道路：清纯的化为营气，浊厚的化为卫气，而分别行于经脉内外，成为营卫运行的道路。产生的宗气集于人体胸中，叫作"气海"。它出于肺而沿循于咽喉，所以呼则出吸则入，天地的精气，在人体内代谢的大致情况是分宗气、卫营和糟粕三部分输出，但另一方面又要从天地间吸入空气与摄取饮食之物的精微，以补给全身营养的需要。因此半天不吃饭就会气衰，一天不吃饭就会气少。

黄帝问：五谷性味是怎样的，可否告诉我？

伯高说：请让我详细地讲给您听。在五谷中，粳米味甘，芝麻味酸，大豆味咸，麦味苦，黄米味辛。在五果中，枣子味甘，李子味酸，栗子味咸，杏子味苦，桃子味辛。在五畜中，牛肉味甘，狗肉味酸，猪肉味咸，羊肉味苦，鸡肉味辛。在五菜中，葵菜味甘，韭菜味酸，豆叶味咸，薤味苦，葱味辛。

　　五色与五味的关系是：黄色适宜于甘味，青色适宜于酸味，黑色适宜于咸味，赤色适宜于苦味，白色适宜于辛味。这五种色味，各有其相宜的关系。所说的五宜就是指在五脏患病时，所适合选择的五味。脾病，适宜食用粳米饭、牛肉、枣子、葵菜；心病，适宜食用麦、羊肉、杏子、薤；肾病，适宜食用大豆、猪肉、栗子、藿；肝病，适宜食用芝麻、犬肉、李子、韭菜；肺病，适宜食用黄米、鸡肉、桃、葱。

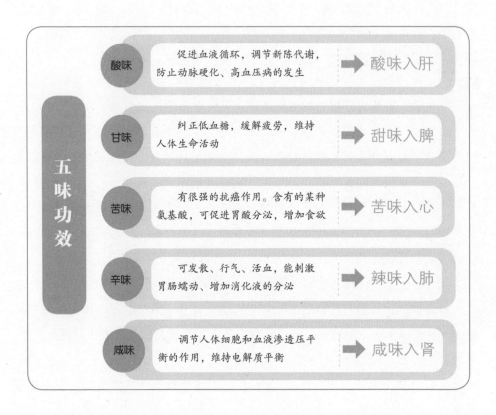

　　五禁，即五脏疾病对五味的禁忌：肝病应禁辛味，心病应禁咸味，脾病应禁酸味，肾病应禁甘味，肺病应禁苦味。

　　肝主青色，宜食用甘味，粳米饭、牛肉、枣子、葵等都属甘味；心主赤色，宜食用酸味，犬肉、芝麻、李子、韭菜等都属酸味；脾主黄色，宜食用咸味，大豆、猪肉、栗子、藿等都属咸味；肺主是白色，宜食用苦味，麦、羊肉、杏子、薤等都属于苦味；肾主黑色，宜食用辛味，黄黍、鸡肉、桃、葱等都属辛味。